这本书能让你

摆脱痛风

长效降尿酸，除痛防复发

余瀛鳌　采　薇◎主编

U0378857

中国轻工业出版社

序

防治结合，摆脱痛风

痛风是一种尿酸代谢障碍引起的关节病，现代医学中属于代谢性风湿病范畴。此病在中年男性群体中比较多发，在我国其发病率有逐年上升趋势。

中医术语里没有"痛风"，根据痛风的临床表现，其可归属于中医的"痹病"范畴。

本书从多方面介绍了防治痛风的方法，尤其注重日常居家调养。痛风是一种很难根治的慢性病，但如能调养得当，完全可以做到减轻病痛，"带病延年"。

饮食不当是痛风发病率增高的主因，书中专章列出了饮食调养说明，便于患者放心挑选每日食材。另外还推荐了有利于调治痛风的药膳、药茶，读者可根据自身情况对症选用。

痛风患者如能调整不良作息，防范好风、寒、湿等外邪，做好患处关节保养，加强日常生活细节上的自我保护，就能在最大程度上减少急性发作，具体保养细节可参看本书第二章。

科学用药对于调治痛风同样不能忽视，虽

特别鸣谢

余荔裳　陈小军　万宝瑞　张佳迎
韩瑞锋　万福瑞　郭渝培　万宝昌
陈小琴　何秀琴　王运良

然专业治疗要交给医生，不宜自行服药，但患者最好能了解一些基本的药物常识，便于理性认知，做到心中有数，本书第三章即为读者提供了切实有用的用药指导，可供参考。

适度运动可预防痛风，而剧烈运动则会诱发痛风发作，如何做到"适度"是关键。本书第四章介绍了痛风患者需要关注的运动问题，能帮助患者改善久坐不动的静态生活方式，找到适合自己的运动方案。

经络保养是中医特色，也是传统的非药物治疗保健法。本书第五章介绍的方法简单、可行、实用，适合居家操作，长期坚持安全有效。

有疾病不可怕，疾病本来就是与人类共生的，是生命的一部分。只要我们能善待自己，养护健康，不给疾病兴风作浪的机会，就能把它的危害降到最低。希望痛风患者及其家人通过本书能增强信心，积极调养，提高生活质量。

编者

2018年12月

目录

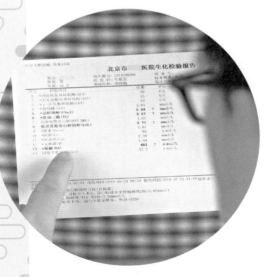

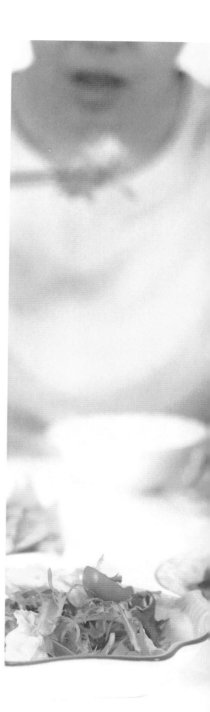

第一章

调整饮食
是降低尿酸的第一步

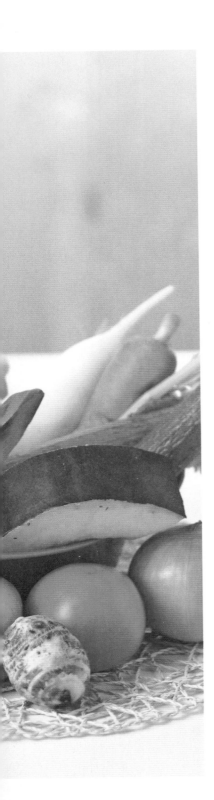

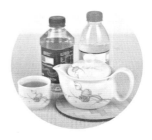

第二章 **留意生活细节，**
不给痛风复发的机会

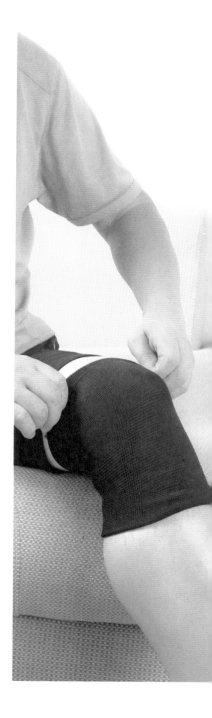

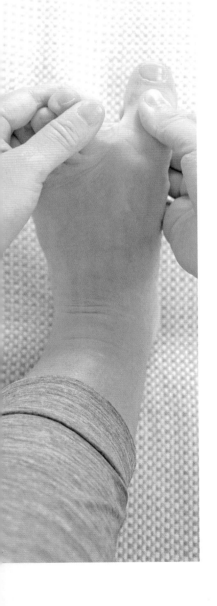

第三章

科学选用中西药，
快速有效遏制痛风

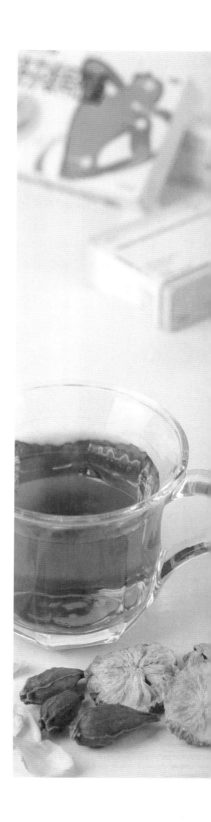

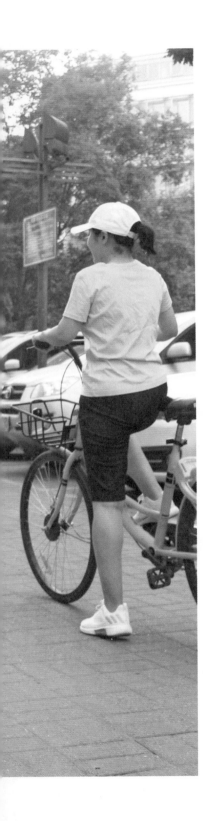

第四章

合理适度的运动
有助于排酸除痛

第五章

刺激经络穴位，
改善痛风体质

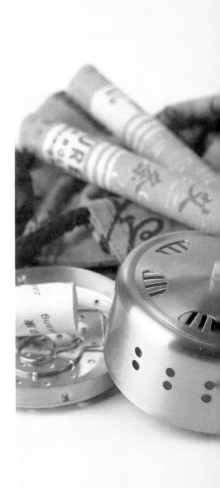

附录

同型半胱氨酸，生化13项

北京市 　 医院生化检验报告

姓名：　　　　　　病人编号：1211290208　　　　病案号：
性别：男　　　　　检验科：生化室　　　　　　　标本种类：血清
年龄：49 岁　　　　申请医师：唐晓梅　　　　　　临床诊断

序号	检验项目	结果		单位
1	＊丙氨酸氨基转移酶 (ALT)	20		U/L
2	＊天冬氨酸氨基转移酶 (AST)	15		U/L
3	＊γ－谷氨酰转肽酶 (GGT)	33		U/L
4	＊葡萄糖 (GLU)	5.93		mmol/L
5	＊总胆固醇 (Chol)	5.54	↑	mmol/L
6	＊甘油三酯 (TG)	3.27	↑	mmol/L
7	高密度脂蛋白胆固醇 (HDL)	1.03		mmol/L
8	低密度脂蛋白胆固醇 (LDL)	3.71	↑	mmol/L
9	＊尿素 (Urea)	5.61		mmol/L
10	＊肌酐 (Cr)	88		μmol/L
11	＊血清钙 (Ca)	2.39		mmol/L
12	＊无机磷 (P)	1.04		mmol/L
13	＊尿酸 (UA)	483	↑	μmol/L
14	同型半胱氨酸 (hcy)	12.2		μmol/L

采样时间:2014-10-24 07:34　接收时间:2014-10-24 08:34　报告时间:2014-10-24 11:49 操作者:
备注：　　　　　蛋白固醇 (LDL) 目标值：
　　　　　　　　，冠脉介入术后，冠心病或卒中伴脑梗死LDL<2.07mmol/L
　　　　　　　　，脑梗死/TIA 等LDL<2.59mmol/L
　　　　　　　症状不符，请与生化室联系。电话-3320

开篇 摆脱痛风，关键在尿酸的"减"与"排"

高尿酸是痛风发作的元凶，长期高尿酸者约有10%的人会发展为痛风，并容易引发肾病等严重疾病。因此，要想防治痛风，减少并发症，重点要降低人体尿酸水平，促进尿酸的"减"与"排"。

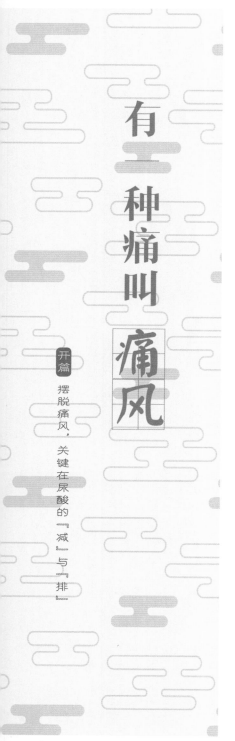

有一种痛叫痛风

开篇 摆脱痛风，关键在尿酸的"减"与"排"

痛风有多"痛"

痛风是一种单钠尿酸盐沉积所致的晶体相关性关节病，与嘌呤代谢紊乱、尿酸排泄减少所致的高尿酸血症直接相关，属于代谢性风湿病范畴。

以下是痛风的典型症状，来看看痛风到底是一种怎样的"痛"！

痛到让人发疯

痛风急性发作时的关节疼痛或似撕裂，或似刀割，或似咬噬，或似针扎，或似灼烧，或似冰冻，或似压榨，令人难以忍受，痛到发疯。这种疼痛绵绵不绝，且会不断加剧，在6~12小时左右达到高峰。此时哪怕只是微风吹过、稍有震动或盖上块毛巾，患处都会感觉疼痛加剧。

我国古代也有对于痛风的记载。由于痛风多发病于四肢骨节，痛如虎咬，极其剧烈，故有"白虎历节风"之称。

痛像一阵风，来去都匆匆

痛风的痛就像一阵风，来得快，去得也快，故有"痛风"之名。一般痛风发作数小时内，受累关节即出现红、肿、热、痛、功能受限等关节炎表现，多数人在几天至2周内自行缓解。轻度发作可在数小时内缓解，或仅持续1~2天，缓解后症状完全消失。

常半夜痛醒

痛风是突发性关节剧烈疼痛，常在深夜发作，事先没有任何预兆。

单侧发病

85%~90%的痛风患者首次发作时为单关节受累，以第一跖趾关节（大脚趾）为最多。其次为足背、足跟、踝、膝、指、腕和肘等部位关节。

频繁发作

多数人在1年内复发，越发越频繁，受累关节越来越多，疼痛时间越来越长。如不及时控制病情，可能会从1年数次，发展为1个月数次，甚至长期都可能会有关节疼痛的情况。

伴有其他症状

部分患者在痛风急性发作时有发热、寒颤、头痛、心悸和恶心等全身症状。长期控制不佳者还可能出现痛风石、泌尿系统结石、排尿困难、血尿、泌尿系统感染等。

痛风常见的发作部位

大脚趾关节（常最先发作）

足背关节

足跟关节

踝关节

膝关节

指关节

腕关节

肘关节

痛风来自"高尿酸血症"

痛风的根本原因是体内尿酸水平居高不下，造成尿酸盐在关节及周围组织的析出和沉积。因此，"高尿酸血症"是痛风发生的基础，约有10%~20%的高尿酸血症患者会发展为痛风。

一般痛风的发生、发展有以下的规律。

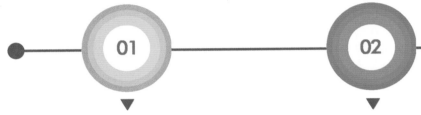

高尿酸血症期

人体中的尿酸是嘌呤代谢的最终产物，当饮食摄入或自身合成的嘌呤过多，而代谢功能又下降时，尿酸不能正常排出体外，就造成血尿酸浓度过高，即高尿酸血症。

这时抽血化验可发现高尿酸血症，但未出现关节炎、痛风石或肾结石等临床症状。这个时期由于无症状，比较隐匿，可持续10~20年，在没有定期体检的情况下，很难被发现或引起重视。

> 高尿酸血症的血尿酸标准：
> 男性>420 μmol/L
> 女性>360 μmol/L

急性痛风发作期

尿酸长期偏高，又被一些诱发因素（如饮酒、高嘌呤饮食、寒冷、剧烈运动等）刺激时，体内尿酸浓度急剧增高，形成针状结晶沉积在关节部位，产生炎症反应，引起患者关节部位剧烈疼痛、活动困难、红肿发热等急性发作症状。此时需要止痛治疗，待疼痛缓解进入间歇期后，需要进行降尿酸治疗，以预防痛风再次发作。

> 不是所有的关节肿痛都是痛风，只有高尿酸血症引起的关节炎才叫痛风。

痛风石病变是大量尿酸盐晶体沉积于皮下、关节滑膜、软骨、骨质及关节周围软组织的结果。皮下痛风石发生的典型部位是耳轮及反复发作的关节、肌腱和软组织周围，为大小不一的隆起或赘生物，质地偏硬如石子，皮肤表面破溃后排出白色粉状或糊状物，经久不愈。慢性痛风石性关节炎多是在身体四肢关节形成的痛风石，严重影响肢体外形，还会导致关节畸形、功能障碍、骨质破坏、神经压迫、皮肤破溃，经久不愈，必要时须接受手术治疗。

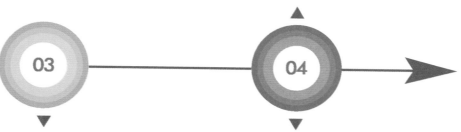

痛风间歇发作期

痛风发作的特点是非持续性、反复发作，其未发作的中间期称为痛风间歇期。此阶段没有疼痛等明显症状，关节活动如常，是积极治疗和调养疾病的最佳时期，务必控制好尿酸水平，避免痛风反复发作。如服用降尿酸药物，应尽量将尿酸控制在360μmol/L以下。

也有少数患者无间歇期，初次发病后即呈慢性关节炎表现。

在配合药物治疗的同时，还要加强运动，控制饮食，避免一切容易诱发痛风的因素。

慢性关节炎期

如果无法在间歇期控制好痛风病情，使其反复发作、病情加重、病程延长，最终会发展为慢性痛风性关节炎。此阶段就不只是简单的疼痛了，往往伴有皮下痛风石和慢性痛风石性关节炎，表现为持续关节肿痛、压痛、畸形、功能障碍、骨质破坏，严重时不能正常行走或工作。除了痛风石外，此阶段还容易出现肾病、泌尿系结石等疾病。

此阶段需特别注意肾功能状况，以免出现肾衰竭、尿毒症等严重疾病。

痛风偏爱哪些人

痛风对某些人群是有偏爱的。下面这些人群患痛风的概率就要比别人高。

常常大鱼大肉、爱喝酒的人

爱吃动物内脏、海鲜、红肉、高汤、火锅、甜饮者，以及爱喝酒的人，都是痛风的高发人群。这种高嘌呤饮食习惯如果不改变，体内尿酸水平容易居高不下，大量摄入此类食物，还会诱发痛风急性发作。所以说，痛风会偏爱"富贵之人"，正是因为他们吃得太好了！

西方历史上许多著名的帝王将相均患有痛风，故痛风又被称为"富贵病""王公贵族病"。因痛风与高嘌呤食物及饮酒有关，在古代只有生活富足者才会患此病，因此曾被看作是神灵对王公贵族们的惩罚。西方有谚语将"痛风"称为：The King of Diseases and the Disease of Kings（疾病之王，王之疾病）。

超重或肥胖者

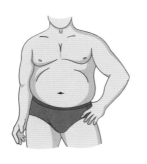

超过50%的痛风患者为超重或肥胖者。尤其是腹部、腰围较大的苹果型肥胖（内脏脂肪型肥胖）者，内分泌多紊乱，代谢功能存在异常，不仅容易患高血压、高脂血症、糖尿病，还容易患高尿酸血症，尿酸水平越高，发生痛风的风险越大。

有痛风家族史者

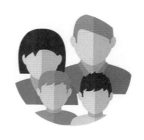

基因的作用没理可讲，如果你的直系亲属中有痛风患者，那么你罹患痛风的概率就比别人高得多，而且可能在年轻时就发病。但后天有效的管控也能起到弥补先天不足的作用，早预防是这类人群最好的补救措施。

中年男性

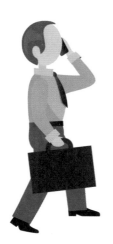

我国痛风患者平均年龄为48岁，男女患者比例为15:1，绝对的"重男轻女"。男性急性痛风首次发作往往在40~59岁，而女性以50岁以上、绝经后者居多。所以，40岁以上的中年男性是痛风的最高发人群，且有年轻化的趋势。

生活习惯不良者

除了饮食结构不合理、高热量饮食、高嘌呤饮食、爱喝酒等不良饮食习惯外，生活作息不规律、经常熬夜、长期劳累、心理压力较大者，也是痛风的高发人群。

这些因素容易诱发痛风

多数痛风急性发作都有一定的诱发因素，高尿酸血症或有过痛风发作史者，要在生活中尽量避免这些高危因素，以免痛风反复发作。

饮酒

经常饮酒为痛风发病的高危因素，任何类型的酒精（包括红酒）摄入量越多，痛风发病的风险就越大。其中，啤酒的危害性更大。

高嘌呤饮食

大量食用肉类、动物内脏、海鲜（如鱼、虾、蟹、贝类）、高汤等高嘌呤食物，容易诱发痛风急性发作。

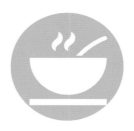

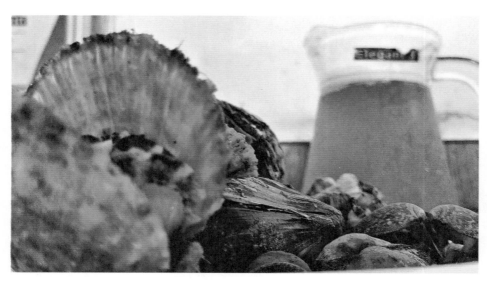

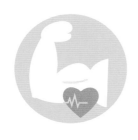

剧烈运动

剧烈运动（使心率快速上升的无氧运动）会产生大量乳酸，人体在代谢时会优先排泄乳酸，所以，体内乳酸太多时会严重影响尿酸代谢，从而使尿酸急剧升高而引发痛风急性发作。

突然受寒

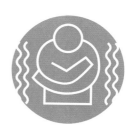

身体遇寒时，尿酸盐结晶容易凝结聚集，沉淀在四肢末端及缺少脂肪保护的关节处，引发痛风急性发作。所以，突然受寒也是痛风急性发作的重要诱因。

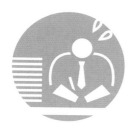

过度疲劳

经常处于过度疲劳的状态，如长期熬夜加班、精神紧张、在高压下工作、体力劳动过度、房事过度等，都容易诱发痛风发作。

据《2016中国痛风诊疗指南》提供的数据，我国痛风患者的发病诱因和就诊原因在性别上有一定差异性。

在发病诱因上，男性患者主要为：饮酒（25.5%）、高嘌呤饮食（22.9%）和剧烈运动（6.2%）。女性患者主要为：高嘌呤饮食（17.0%）、突然受寒（11.2%）和剧烈运动（9.6%）。

在就诊原因上，最主要的是关节痛（男性为41.2%，女性为29.8%），其次为乏力和发热。

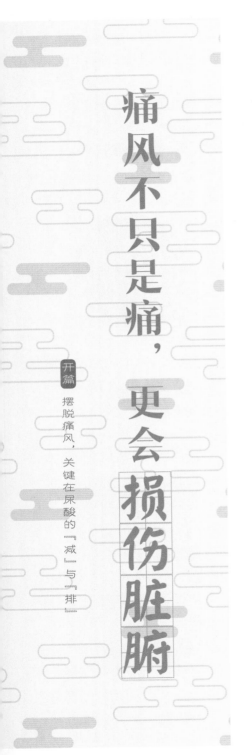

痛风不只是痛，更会损伤脏腑

开篇

摆脱痛风，关键在尿酸的「减」与「排」

痛风肾病，不可不防

痛风可不仅仅是"痛"这么简单！过量的尿酸盐结晶沉积在哪里，哪里就会痛，甚至引起功能受损。由于大部分尿酸是经肾脏排出体外的，如果尿酸盐晶体沉积在肾脏和泌尿系统中，便会造成肾功能损害，从而诱发各种急慢性肾病。

临床研究数据表明，痛风可并发直接且明显的肾脏病变，造成肾功能损害。尿酸每升高60μmol/L，急性肾衰的发生风险增加74%。尿酸超过392μmol/L者，发生慢性肾衰的风险显著增加。痛风性肾病的男女发病比为9:1，85%为中老年人，在我国以北方多见。

痛风肾病多伴有痛风关节炎和痛风石。几乎所有病人早期均表现为尿浓缩功能减退，其后逐步出现肾小球滤过率下降，血肌酐升高，导致慢性肾功能不全。

痛风肾病一般发展较慢，往往10～20年才会发展为痛风肾病。但也有些患者长期高尿酸而不重视、不治疗，一旦发现就是肾衰竭、尿毒症，耽误了最佳治疗时机，十分可惜。如能早期诊断并给予恰当治疗（控制高尿酸血症和保护肾功能），肾脏病变是可以减轻或停止发展的。

痛风肾病主要有以下几种。

慢性尿酸盐肾病

尿酸盐晶体沉积于肾间质，导致慢性肾小管间质性肾炎，间质纤维化，肾小管变性萎缩。

临床表现为尿浓缩功能下降，出现夜尿增多、低比重尿、小分子蛋白尿、白细胞尿、轻度血尿及管型尿等。晚期可致肾小球滤过功能下降，出现肾功能不全、慢性肾衰竭、尿毒症，危及生命。尿毒症是痛风致死的主要原因之一。

尿酸性尿路结石

尿中尿酸浓度增高呈过饱和状态，在泌尿系统沉积并形成结石。此类肾病在痛风患者中的发生率在20%以上，且可能出现于痛风关节炎发生之前。结石较小者呈沙砾状随尿排出，可无症状；较大者可阻塞尿路，引起肾绞痛、血尿、尿流阻塞、排尿困难、泌尿系感染、肾盂扩张和积水等。

急性尿酸性肾病

血及尿中尿酸水平急骤升高，大量尿酸结晶在肾小管管腔、肾盂和尿道沉积，可以形成梗阻并导致急性肾功能不全。临床表现为少尿、无尿，急性肾功能衰竭，尿中可见大量尿酸晶体。此类肾病多由恶性肿瘤及其放化疗（即肿瘤溶解综合征）等继发原因引起。

痛风还常伴有这些疾病

糖尿病

痛风患者体内尿酸水平偏高，高尿酸会大大降低人体对葡萄糖的利用能力，影响胰岛素功能，导致血糖上升。研究发现，血液尿酸水平每增高 60 μmol/L，新发糖尿病的风险会增加18%。

高血压

高尿酸血症是高血压的一个危险因素。在未经治疗的高血压患者中，22%~38%有高尿酸血症，明显高于普通人群的高尿酸发生率。而一些属于利尿剂类型的降压药也会促进尿酸水平升高。

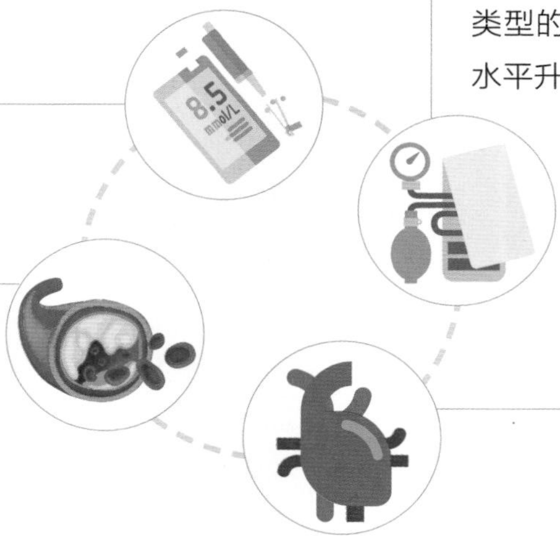

高脂血症

尿酸盐结晶可直接沉积于动脉血管壁，损伤动脉内膜，刺激血管内皮细胞增生，致使血脂在管壁沉积，造成高脂血症和动脉硬化。

冠心病

长期高尿酸引起高脂血症和动脉硬化，进而使冠心病的患病率显著增高，且有诱发心绞痛、心梗、脑卒中等心脑血管危症的风险。近年来，医学界已将高尿酸血症列为心脑血管疾病的独立危险因素。

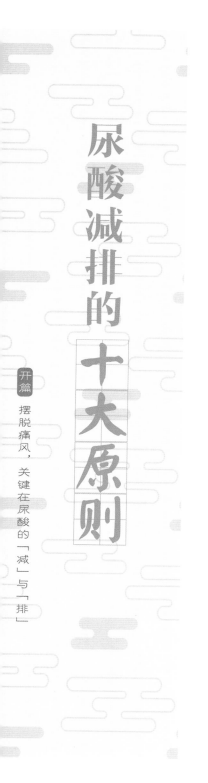

尿酸减排的十大原则

开篇

摆脱痛风，关键在尿酸的「减」与「排」

尿酸水平长期偏高是痛风的发病基础，而高尿酸的原因，一是饮食摄入和自身生成的嘌呤多，二是排出去的尿酸少。所以，减少嘌呤摄入和生成，促进尿酸排出，提高人体的代谢能力，是降低尿酸水平的关键所在。

降低尿酸、防治痛风除了药物治疗外，更重要的是调整生活方式。中华医学会风湿病学分会在《2016中国痛风诊疗指南》中向痛风患者推荐了改善生活方式的十大原则。

限酒

1 饮酒可增加痛风发作的风险。其中，啤酒会严重抑制尿酸的排泄，风险最大，极易使痛风复发。白酒、红酒次之。患者最好不要碰酒，实在不行就喝少量的红酒。痛风发作期则要严格禁酒。

减少高嘌呤食物的摄入

2 20%的嘌呤是从食物中摄入的，因此，减少高嘌呤食物的摄入十分必要。如动物内脏、肉类、虾、蟹、贝、鱼类等的嘌呤含量均较高，应控制食用量。痛风急性发作期间要严格禁食。

痛风患者应避免剧烈运动以及过于劳累，以免诱发或加重痛风。如果痛风已经造成关节损伤了，最好少进行爬山、深蹲、跳绳等会增加关节负重的运动，保护好关节。

突然受寒也是痛风发作的重要诱因，日常生活中需注意防寒保暖，尤其是膝关节及肢体末端的手足关节。

防止剧烈运动或突然受凉

3

正常人每日饮水要达到1500毫升，而痛风患者要适当加大饮水量，保证每天2000毫升以上，排尿量1500毫升以上。人体大部分尿酸都是通过尿液排泄的，饮水量少、排尿量少，不仅不利于降尿酸，还容易引起结石。

饮水最好为白开水、矿泉水、苏打水、茶水等，尽量不喝果汁甜饮。

大量饮水（每日2000毫升以上）

5

减少富含果糖饮料的摄入

4

汽水、果汁等高果糖的饮料或食物也应避免，摄入大量果糖也会升高血尿酸，甚至诱发痛风发作。

控制体重

6

肥胖是痛风的独立危险因素，超重或肥胖与人体代谢功能紊乱互为因果。肥胖者要积极减肥，一般体重下降后，尿酸水平也会随之下降。

经常食用新鲜蔬菜是减少痛风发病的保护因素。大部分新鲜蔬菜为碱性食物，嘌呤含量也很低，有助于尿酸排泄，且能疏通肠胃，提高人体代谢机能，对防治痛风并发糖尿病、高血压、高脂血症等疾病也十分有益。

增加新鲜蔬菜
的摄入

7

痛风患者应保证每周5天、每天30分钟以上的运动量，中青年须更多。应经常进行有氧运动，如快走、慢跑、游泳、太极拳、八段锦、踢毽子等。坚持有规律的运动或一定量的体力活动，有利于控制体重、提高代谢能力、降低尿酸水平。但要避免剧烈运动和过度体力活动。

规律运动

9

规律饮食
和作息

8

饮食不规律、作息无常、经常疲劳者发生痛风的风险更高。因此，日常生活中，坚持合理的饮食和规律的作息，三餐定时定量，不熬夜，不过劳，减轻精神压力，就是对身体最好的保养。

10

禁烟

经常吸烟者发生痛风及高尿酸血症的风险较高，且吸烟严重危害心肺功能及心血管健康。已经发生痛风者最好戒烟。

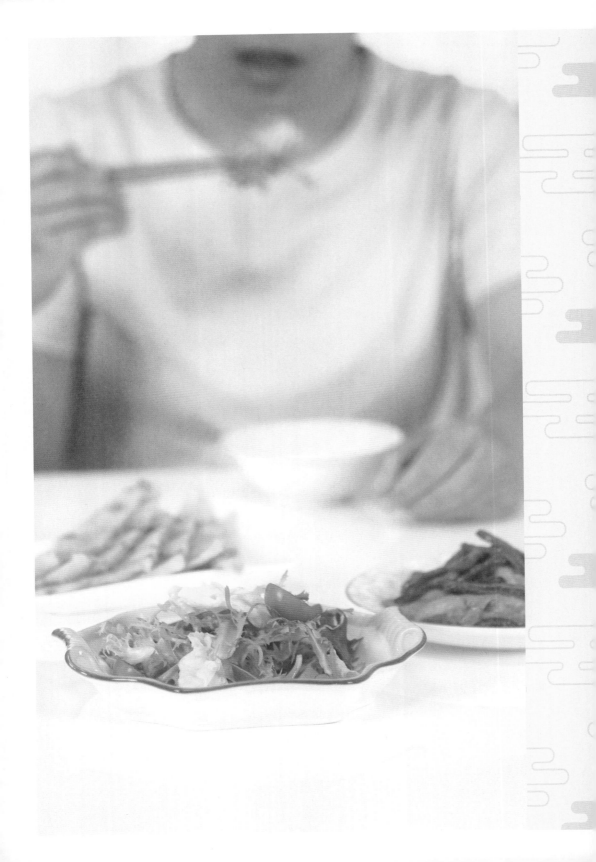

第一章 调整饮食是降低尿酸的第一步

饮食不当是痛风致病的重要原因，调整不良饮食习惯、谨慎选择食物，就能在很大程度上减少"吃进来"的嘌呤，从而降低尿酸水平。轻症者通过饮食控制就能起到防止疾病复发的作用。

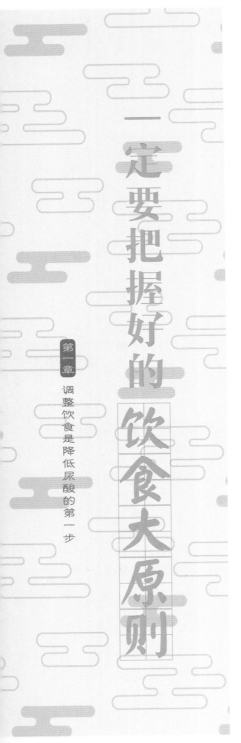

灵活对待食材的嘌呤问题

人体内的嘌呤是核酸氧化分解的代谢产物，而嘌呤又在肝脏中氧化为尿酸。简单地说，尿酸是嘌呤代谢的最终产物。因此，要想降低尿酸，首先要减少体内的嘌呤含量。

人体内的嘌呤有两种来源：一种是内源性嘌呤，由自身代谢产生，约占80%；另一种是外源性嘌呤，通过食物摄入，约占20%。

内源性嘌呤的生成自身很难控制（可通过药物控制），我们可先从外源性嘌呤入手，通过减少摄入高嘌呤食物，来减少体内嘌呤，从而降低尿酸水平。

痛风患者在选择食材时，要尽量多选择低嘌呤食物，谨慎选择中嘌呤食物，尽量不吃或少吃高嘌呤食物。急性发作期则需严格忌口，禁食高嘌呤食物。

对待食材时也需灵活变通，不能因为只考虑嘌呤问题，而忽视了必要、合理的营养需求。如过度的低蛋白饮食，反而不利于身体健康和疾病恢复，尤其是在间歇期及慢性期，更要保证营养充足，饮食以适度、均衡为最佳。

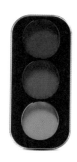

低嘌呤食材：
任何时期都可以放心吃

绿灯区
<50毫克

> 低嘌呤食材为每100克食物中嘌呤含量少于50毫克的食材。

低嘌呤食材以新鲜的蔬菜、水果及谷粮、牛奶、鸡蛋为主，对改善痛风病情有利，可以看作"绿灯区"食物，痛风患者在任何时期都可放心食用，没有限制。

低嘌呤食材表

食物类别	低嘌呤食物品种
主食类	红薯、小米、玉米、高粱、芋头、米粉、小麦、淀粉、通心粉、面粉、糯米、大米、面条、糙米、麦片、薏米、燕麦
肉蛋奶类	牛奶、鸡蛋、鸭蛋、猪血、猪皮
水产类	海参、海蜇皮、鳜鱼
蔬菜类	荸荠、冬瓜、南瓜、洋葱、土豆、番茄、姜、萝卜、苋菜、青椒、蒜头、黑木耳、胡萝卜、圆白菜、苦瓜、丝瓜、荠菜、芥菜、芹菜、白菜、菠菜、辣椒、茄子、小黄瓜、生菜、韭黄、空心菜、芥蓝菜、芫荽、韭菜、蘑菇、生竹笋、四季豆、油菜、茼蒿菜、大蒜、大葱
水果干果类	杏子、石榴、菠萝、葡萄、苹果、梨、西瓜、香蕉、桃子、枇杷、木瓜、杧果、橙子、橘子、柠檬、哈密瓜、小番茄、樱桃、瓜子、杏仁、枸杞子、栗子、莲子
其他类	蜂蜜、醋、粉丝

对于痛风合并肥胖、糖尿病的患者，要注意以上食材的含糖量。如高淀粉谷粮、根茎类蔬菜、高糖的水果等，要控制摄入量，以免摄入热量过高，造成肥胖及高血糖。

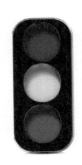

中嘌呤食材：
急性期不宜吃，其他时期少吃

中嘌呤食材是指每100克食物中嘌呤含量在50~150毫克之间的食物。

中嘌呤食材属于限食类，可以看作"黄灯区"食物，谨慎限量，如同刹车慢行。此类食物虽然没有高嘌呤食材那么危险，但如果大量食用的话，也会增加痛风的风险。痛风患者在急性发作期间不要食用，在间歇期和慢性期可以少量食用，以保证人体营养充足、平衡，但要控制好摄入量。

中嘌呤食材主要有动物肉、鱼虾、豆类、菌类、坚果等。

中嘌呤食材表

食物类别	中嘌呤食物品种
主食类	红豆、豆腐、熏豆干、豆腐干、绿豆、黄豆、黑豆
肉类	火腿、猪心、猪脑、牛肚、鸽子、牛肉、兔肉、羊肉、鸭肠、瘦猪肉、鸡心、猪肚、猪腰、猪肉、鸡胸肉、鸭肫、鹿肉、鸡肫
水产类	金枪鱼、鱼丸、鲑鱼、鲈鱼、螃蟹、墨鱼、鳝鱼、鳕鱼、鱼翅、鲍鱼、鳗鱼、蚬子、大比目鱼、刀鱼、鲫鱼、鲤鱼、海虾、草鱼
蔬菜类	笋干、花豆、菜豆、金针菇、海带、银耳
水果干果类	腰果、花生、干葵花子
其他类	黑芝麻、白芝麻

改善烹调方法，如肉类、海鲜过水煮后，只吃肉、不喝汤，豆类用水泡发后再烹调，也能在一定程度上减少嘌呤含量。

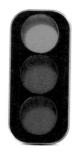

高嘌呤食材：
尽量不吃，非急性期可少量食用

高嘌呤食材为每100克食物中嘌呤含量高于150毫克的食材。

红灯区 >150 毫克

高嘌呤食材属于禁食类，可视为"红灯区"食物。大量食用高嘌呤食物为诱发痛风发作的危险因素。痛风及高尿酸血症者不论处于病程的哪个阶段、有没有急性发作，都应尽量不吃或少吃此类食物。在痛风急性发作期则应严格禁食此类食物，一口都不要沾！

高嘌呤食物主要为动物内脏、海鲜贝类、肉汁高汤、发芽豆类等。

高嘌呤食材表

食物类别	高嘌呤食物品种
肉类	鸭肉、猪肝、牛肝、猪肠、鸡肝、鸭肝、小牛颈肉
水产类	草虾、鱿鱼、鲳鱼、牡蛎、生蚝、三文鱼、蛤蜊、沙丁鱼、秋刀鱼、干贝、带鱼
蔬菜类	绿豆芽、香菇、紫菜、黄豆芽、香菇、芦笋、豆苗菜
其他类	鸡肉汤、鸡精、肉汁、火锅汤、鱼汤、麦芽、酵母粉、发芽豆类

内脏、海鲜、啤酒、火锅是高嘌呤食物中的"四大金刚"，不少痛风患者一吃就会痛风发作，苦不堪言，因此，一定要管住嘴，防患于未然！

对于还没有痛风发作史的高尿酸血症患者，这些食物会使体内尿酸含量急剧增高，从而加速诱发痛风发病，不可不防。

痛风不同时期的饮食原则

急性期：严格忌口

在痛风急性发作期，必须严格忌口。只能吃绿灯区（低嘌呤）食物，黄灯区（中嘌呤）、红灯区（高嘌呤）食物均应禁食！

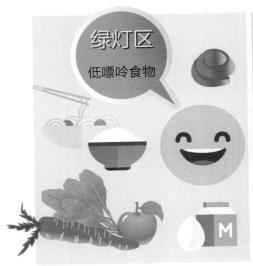
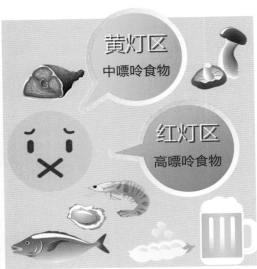

每日嘌呤摄入量控制在150毫克以下（正常人为600~1000毫克），最好能控制在100毫克以下。

每日饮水量在3000毫升以上。

肉类、鱼类、海鲜、豆类等高嘌呤、高蛋白的食物均应禁食。蛋白质的摄入应以牛奶、鸡蛋为主，这是低嘌呤的安全高蛋白食物。

米、面、谷粮类主食以及大

每天摄入300~500毫升牛奶、1个鸡蛋为宜。

部分蔬菜（除了菌类、豆芽菜、海带、紫菜等）、水果可以放心食用。

烹调以少油、少糖、少盐、少辣为宜，多清炒、清蒸、水煮，少加调料。

间歇期：谨慎饮食

在痛风间歇期，饮食需谨慎，但不必太过严格。绿灯区（低嘌呤）食物仍为首选和主打，黄灯区（中嘌呤）食物可以适量食用，而红灯区（高嘌呤）食物仍应禁食！

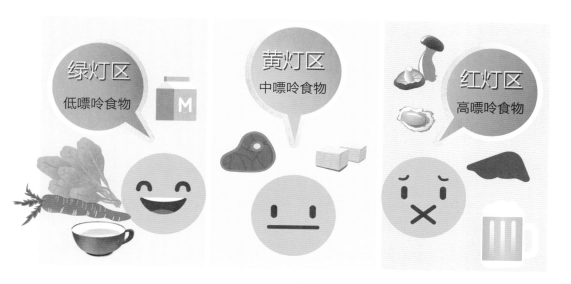

每日嘌呤摄入量控制在300毫克以下。

每日饮水量在2500~3000毫升。

长期的低嘌呤饮食容易造成营养不良，尤其是蛋白质、脂肪、铁、钙等摄入不足，对健康不利。待痛风疼痛缓解后，可适当选择肉类和豆制品，但都要注意控制好食用量。

少吃高脂肪食物，也不宜多吃富含果糖的高糖食物，汽水、果汁等高糖饮品不宜饮用，各种酒类均应禁止。

肉类每天摄入50~100克为宜，不要超过120克。以牛肉、猪肉、羊肉、鱼肉为佳。

可食用豆腐、豆浆、豆腐干等豆制品。每天以1杯豆浆或100克豆腐为限。不要直接食用豆子。

多吃新鲜蔬菜、水果，尤其是碱性食物（详见本书第185页），如茶、白菜、黄瓜、胡萝卜等，以促进尿酸排泄，改善酸性体质。

慢性期：加强肝肾调养

痛风如果控制不好、反复发作、病程漫长（10年以上），就进入了慢性期。此阶段不仅常伴有痛风石、关节功能障碍、骨质破坏，而且还容易出现肾病、泌尿系结石等，严重的会出现肾衰竭、尿毒症。因此，对于这一阶段的患者，一方面仍需谨慎饮食，另一方面要加强调养，尤其要加强肝、肾调养，延缓肾病的发生、发展，维持骨骼、关节功能，提高生活质量。

补肾：防肾病，健骨骼

痛风患者多有肾虚的状况，表现为畏寒怕冷、关节痛、腰膝酸软、腿脚无力、小便不利、水肿、神疲乏力、性功能下降等。从养肾、补肾入手，可提高脏腑功能，缓解不适症状，预防肾病，强健骨骼，改善生活质量。

补肾的食物有核桃、山药、黑芝麻、莲子、栗子等，常吃可益肾气、补肾精。

有些补肾食物嘌呤含量很高，痛风患者不可多吃，如虾、牡蛎、猪腰等。

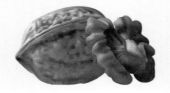

养肝：清血毒，生精血

肝是尿酸合成的场所，肝功能不佳会影响尿酸代谢。中医认为"肝肾同源，精血互化"，肝血充足才能化生肾精。所以，在养肾的同时，千万不要忘记养肝，肝肾同调，养精益血，才能起到最佳保养效果。

各种绿色蔬菜有助于清肝血、降肝火。多饮茶也可清肝解毒，尤宜患有肥胖、脂肪肝及并发高血压、高脂血症、糖尿病的痛风患者。此外，养肝还宜多吃番茄、胡萝卜、丝瓜、黑芝麻等食物。

动物肝脏及红肉、豆类虽然补肝，但嘌呤含量高，痛风患者不宜多吃。

每日按需摄入热量，保持理想体重

研究显示，肥胖是痛风的独立危险因素，超过50%的痛风患者为超重或肥胖者。超重人群血液中的尿酸含量往往偏高，减重之后，血尿酸含量可明显下降。因此，保持理想体重可以大大降低痛风的发病率。超重或肥胖者，一定要下决心减肥。

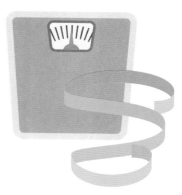

理想体重是多少？测测你的BMI

理想体重到底是多少呢？目前国际上常用的衡量人体胖瘦程度以及是否健康的一个标准是体质指数，即身体质量指数（Body Mass Index），缩写为BMI。

BMI考虑了体重和身高的综合因素，可反映全身性超重和肥胖状况。在判断身体因超重而面临高血压、糖尿病、高脂血症、冠心病、痛风等疾病风险时，比单纯以体重来认定，准确性更高。

计算公式

$$体重指数（BMI） = \frac{体重（千克）}{身高（米）^2}$$

举个例子

如：一个1.75米的男性，体重85千克。

$$BMI = \frac{85}{(1.75)^2} \approx 27.76$$

（此BMI为超重范围）

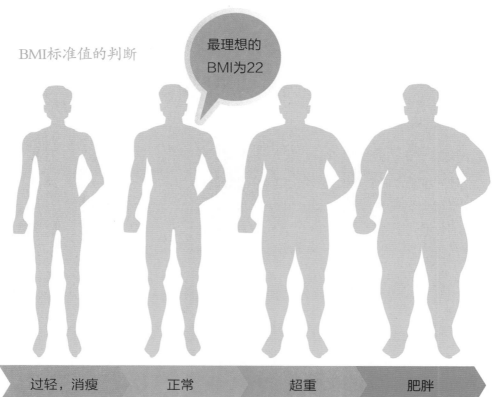

BMI标准值的判断

最理想的BMI为22

过轻，消瘦	正常	超重	肥胖
BMI＜18.5	18.5~23.9	24~28	BMI≥28

此标准不适合以下人群

✗ 未满18岁的少年。

✗ 运动员以及正在进行健身、重量训练者。

✗ 怀孕或哺乳中的女性。

✗ 身体虚弱者及65岁以上的老年人。

《2016中国痛风诊疗指南》中明确指出：更高的BMI可增加痛风风险。

有研究显示，与BMI20者比，BMI为25、30、35、40者，痛风风险是其1.78、2.67、3.62和4.64倍。另有研究显示，以BMI为21~22.9为准，BMI为25~29.9、30~34.9及BMI＞35者，痛风患者数是其1.95、2.33及2.97倍。

与体重变化维持在±1.81千克的痛风患者比，体重增加13.61千克的痛风患者数是其1.99倍，而体重减轻超过4.54千克的痛风患者数是其0.61倍。

腰围比体重更重要

腰带长，寿命短

腰围是衡量腹部肥胖的一个重要指标，它反映了腹部脂肪蓄积的程度，而腹部脂肪的蓄积与一系列代谢异常有关。

研究数据表明，即使两个人体重、身高完全一样，如果体形不一样，那么腹部脂肪多者，未来患高血压、高脂血症、糖尿病、冠心病、中风、痛风等疾病的风险要高于腹部脂肪少的人。因此，腰围及腰臀比是健康的风向标。

由于人种差异，东亚人腰围增大对健康的风险高于欧美白种人，所以，我国制定的成年人腰围及腰臀比的健康标准比世界卫生组织的标准更为严格一些。

腰围的健康标准

男性腰围≥85厘米，女性腰围≥80厘米，即为中心性肥胖（也叫苹果型肥胖或内脏脂肪型肥胖）。

腰臀比的健康标准

腰臀比是腰围和臀围的比值，是判定中心性肥胖的重要指标。腰臀比越小，说明越健康。腰臀比大，表明腰围偏大，接近于臀围，脂肪存在于腹部，更容易发生代谢功能障碍及心血管疾病，痛风的发生率也更高。

我国健康腰臀比的标准，男性在0.8~0.9之间，女性在0.7~0.8之间。当男性腰臀比>0.9，女性腰臀比>0.8时，即为中心性肥胖。

随着年龄增长，腰围及腰臀比逐渐增大是正常的，但如果超过了警戒线，就要高度警惕了。

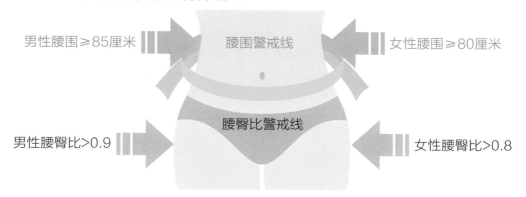

男性腰围≥85厘米　　腰围警戒线　　女性腰围≥80厘米

腰臀比警戒线

男性腰臀比>0.9　　　　　女性腰臀比>0.8

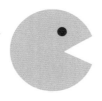

怎么算每日应摄入热量

痛风患者要控制好每天摄入的总热量，既要控制体重，避免肥胖，又要保证营养，维持良好的体能。那么，每天应摄入多少热量才是适当的呢？

一般来说，健康成年人每日需摄入1000千卡以上的热量。但每个人的热量需求是因人而异的，我们可以根据身高、体重及劳动强度来大致计算出每天的热量需求。再根据不同的热量需求，控制好饮食总量，合理地分配到三餐中去（食物热量表详见第186页）。

计算步骤

STEP 1
标准体重

男性：身高（厘米）- 105
女性：身高（厘米）- 107

根据以上公式计算出标准体重（单位：千克）后，按照下面的标准确定自己属于哪种体型。

消瘦：低于标准体重超过10%。

标准：理想标准的±10%以内。

超重：超过标准体重10%~20%。

肥胖：超过标准体重20%。

STEP 2
每日单位体重
所需热量

根据自己的体型和劳动强度，查询每日单位体重所需热量值。

查询右页表格，左列为上一步确定的体型，后四列为日常劳动强度。

每日单位体重所需热量表

（单位：千卡/千克体重）

体型	劳动强度			
	极轻劳动或卧床	轻度劳动	中度劳动	重度劳动
消瘦	20~25	35	40	40~45
标准	15~20	30	30	40
超重	20	25	30~35	35
肥胖	15	20~25	30	35

STEP 3

每日所需热量

1 × 2

每日所需总热量=标准体重×每日单位体重所需热量

将以上2个步骤的数值相乘，就得出每日所需热量值（单位：千卡）。

举个例子

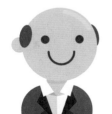

李先生，50岁，身高1.76米，体重80千克。在办公室做管理工作，以电脑办公为主，平时很少锻炼。

1 标准体重=176-105=71（千克），目前体重超出标准体重13%，属超重体型。

2 根据体型超重、轻度劳动强度的情况，查上表，每日单位体重所需热量为25千卡。

3 每日所需总热量=71×25=1775千卡。

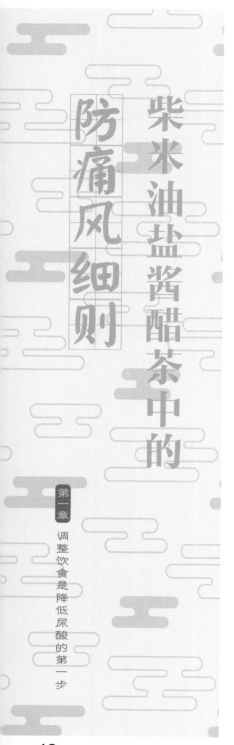

粗粮&细粮，主食应该怎么吃

主食多为谷、薯类食物，基本上属于低嘌呤食物，痛风患者可以放心吃，一般每天主食摄入以150~350克为宜。

细粮为主，粗细结合

一般来说，细粮比粗粮的嘌呤含量低，粗粮中的糙米和燕麦、麦片的嘌呤含量稍高，但也不超过25毫克/100克，仍属于低嘌呤食物。日常以细粮为主，粗细粮搭配最宜。如大米中加小米、玉米、薏米同煮，白面中加荞麦面、玉米面等。

宜选谷薯类食物

土豆、芋头、甘薯、山药、南瓜、栗子等高淀粉的谷薯类食物嘌呤含量低，是主食的良好选择。

慎食这些主食

包子、饺子、馄饨等也是常见的主食，但如果其中有肉馅、肉汤、海鲜等，就不能当作一般主食了，一定要谨慎食用。

中西式点心、蛋糕等也常作为主食，但在加工过程中添加了大量油脂，脂肪、糖及热量较高，不宜多吃。

每天不超过6克盐，警惕隐性盐

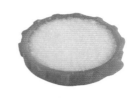

食盐中的钠有促进尿酸沉淀、阻碍尿酸排泄的作用，痛风患者在烹调中一定要限制用盐量，每天烹调用盐不要超过6克。

痛风患者常合并有高血压病，用盐量就需要更严格一些，每天不宜超过5克。

这里所说的用盐量是指全部调味品中和加工食品中所含的盐。所以，除了食盐以外，还要警惕那些看不见的"隐性盐"。

我国饮食丰富多样，要想精确计算含盐量几乎是不可能的。痛风患者能做的就是提高控盐意识，少吃含盐量高的食物，调味品的添加也应适可而止，不要追求浓重的口味，养成饮食清淡的习惯。

用普通的啤酒瓶盖，去掉垫圈，盛满盐抹平，约为6克。不去掉垫圈，松松地抹平，约为5克。

警惕调味品中的盐

酱油、味精、鸡精、鱼露、麻酱、黄酱、豆酱、美极鲜、老干妈辣酱、豆瓣酱、咖喱酱、鱼子酱、浓汤宝等调料中含有大量盐，烹调中均要少放。如果放了以上调味品，用盐量要相应减少。

鸡精不仅含盐量高，嘌呤含量也极高，最好不用。

警惕加工食品中的盐

各类罐头、咸菜、泡菜、酱菜、榨菜、腐乳、咸肉、熏肉、火腿、酱牛肉、牛肉干、咸鸭蛋、盐水鸭、酱鸭、咸鱼干、虾皮、熏鱼、果脯、话梅、肉松、薯片、椒盐饼干、方便面等加工食品在制作过程中添加了大量盐分，吃多了很容易盐摄入超标。

肉类要限量，尽量不吃内脏类食物

肉类可以适当吃

肉类包括畜肉、禽肉、鱼肉等，是优质蛋白质及铁、钙等矿物质的重要来源，只要不在痛风急性发作期，就无须禁食，适当食用有利健康。

但由于肉类多属于中嘌呤食物，痛风患者要注意控制食用量。一般每天摄入50~100克为宜。

牛肉、羊肉的嘌呤含量为中等偏低，为肉类首选。

猪肉、鸡肉、部分鱼肉的嘌呤含量为中等偏高，为慎选肉类。中医认为，鸡肉容易动风，痛风患者更应少吃。

鸭肉、带鱼、三文鱼等均为高嘌呤食物，最好少吃或不吃。

这些肉最好不吃

浓肉汤、涮肉火锅汤、骨头汤、肉脯、肉馅等嘌呤含量都很高，尽量少吃或不吃。如果有肉汤，最好只吃肉，不喝汤。

肉干、香肠、火腿、腊肠、腌肉等加工肉制品，不仅嘌呤高，盐和脂肪含量也高，不利于控制体重、尿酸及血压，最好少吃。

动物内脏嘌呤最高

动物内脏在高嘌呤食物排行榜上位列第一，嘌呤含量比海鲜更多一些。但由于人们平均每餐的食用量不大，有时影响反而不如海鲜大。但如果一餐里吃了太多内脏类食物，尿酸会升得非常快，痛风患者在任何时期都尽量不要吃，急性发作期更应严格禁食。

动物内脏包括肝、肠、肾（腰子）、心、脑、胰等，其中又以鸭肝、鸡肝、猪肝、猪大小肠为最高。

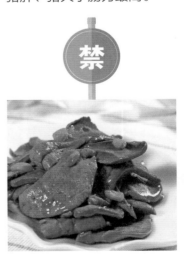

水产类嘌呤高，食用要慎重

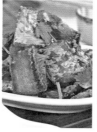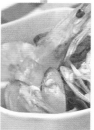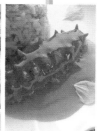

水产品是嘌呤重灾区

研究表明，食用大量水产类食物者的血尿酸水平较高，痛风发病风险也更高。

大部分水产类都是中或高嘌呤食物，尤以贝壳类（如干贝、蛤蜊、牡蛎、生蚝等）、海鱼类（带鱼、秋刀鱼、沙丁鱼、三文鱼、鱿鱼）、紫菜为最高，其次为虾、蟹及河鱼类。

对于水产类食物，痛风急性发作期间应禁食，间歇期可少量食用，每周吃1~2次，每次以50克为宜。水产类食物最好搭配蔬菜及新鲜水果，不宜搭配啤酒、果汁。

喜欢吃生猛海鲜、日本料理者一定要自我控制。一些海鲜制品，如波力海苔、小鱼干、鱿鱼片、鱼丸、虾丸、鱼子酱、蟹黄酱、熏鱼等，均应禁食或限食。

这类水产品最好不吃

水产品中，以小鱼干、带鱼、干贝、秋刀鱼、沙丁鱼、蛤蜊等嘌呤含量最高，均在300毫克/100克以上，最好不碰。

紫菜、三文鱼、生蚝、牡蛎、鲳鱼、鱿鱼、草虾等嘌呤含量也在150毫克/100克以上，属于高嘌呤食物，即便在间歇期也要尽量少吃。

这类三产品限量吃

大部分鱼类、虾、蟹、海带等均为中嘌呤食物，除了急性发作期外，可以适当食用。

这类水产品放心吃

每100克海参、海蜇皮、鳜鱼中的嘌呤含量分别为4.2毫克、9.3毫克，属于低嘌呤食物，痛风患者可以放心食用。

饮酒可直接诱发痛风发作

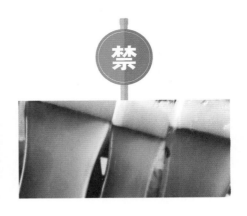

酒精是引发痛风的"一大凶手"

饮酒为痛风发病的高危因素。酒精摄入量越高，痛风发病风险越大。偶尔喝点小酒者（白酒 2 两或啤酒 1 瓶以内）比不喝酒者发病风险高 40%，经常喝小酒的比偶尔喝的又高 40%，如果过量饮酒则更为危险。

因为乙醇分解后会在体内产生大量酸性物质，影响尿酸的排泄，导致滞留在体内的尿酸急剧升高，所以可迅速诱发痛风发作。

因此，痛风发作期要严格禁酒及所有含酒精的饮料。

无症状高尿酸血症者及痛风间歇期、慢性关节炎期，则要注意根据自身状况，限制酒精摄入，避免大量饮酒。

一些含酒精的软饮料虽然酒精度数很低，但也不宜多喝，如香槟、气泡果酒、格瓦斯等。

啤酒第一个要禁

酒类中啤酒对痛风危害最大，第一个要禁。啤酒除了含有酒精外，还含有较多的鸟苷酸，代谢后会产生嘌呤，最终产物是尿酸。因此，啤酒能直接使尿酸升高，1 瓶啤酒可使尿酸升高1倍。而且啤酒口感清爽，不易喝醉，更容易喝过量，痛风患者一定不要贪杯。

白酒第二个要禁

白酒酒精含量高，属于烈性酒，但不像啤酒那样产生大量嘌呤，比啤酒稍好些，是第二个要禁或限的。

红酒也最好少喝

红酒对于痛风发作的影响目前循证医学证据不一致，但酒精的危险程度并未改变，为了安全起见，也最好少喝。

啤酒海鲜、啤酒炸鸡，只会越吃越痛

啤酒配海鲜，痛风最高发

啤酒、海鲜都是痛风的高危因素，单吃一种都会增加痛风的风险，如果同时大量进食，效果叠加在一起，更是雪上加霜，极易诱发痛风！

沿海城市的人吃海鲜较多，配上啤酒口感更爽，正常人偶尔这样吃没问题，但痛风患者不能任性，最好改掉这样的饮食习惯。

青岛市的痛风发病率远远高于全国平均水平，是痛风的"冠军城市"，这与青岛人喜欢"海鲜配啤酒"的高嘌呤饮食习惯有很大关系。

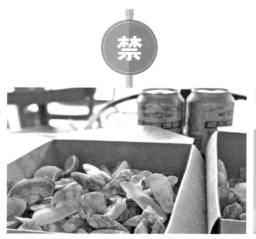

啤酒配炸鸡，别赶这时髦

韩剧《来自星星的你》让炸鸡、啤酒火了起来。"下雪了，怎么能没有炸鸡和啤酒！"一句台词让这种吃法广为流传。但痛风患者可千万别赶这个时髦！

鸡肉本身嘌呤含量为中等偏高，油炸后更是变成了高脂肪、高热量、高嘌呤的"三高"食物，再加上啤酒的"助力"，不仅容易刺激肠胃，影响消化功能，也是对肥胖、高血压、高脂血症、痛风患者的一种恶性刺激，容易诱发或加重疾病。

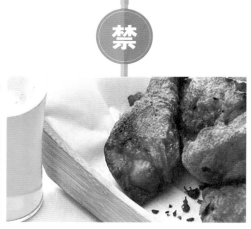

老火靓汤不可取，高汤等于高嘌呤汤

禁

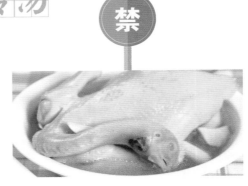

肉汤熬越久，嘌呤就越高

我国饮食有制作肉类高汤的传统，尤其是广东人，最爱煲上一锅老火靓汤。但这种烹调方法对痛风患者十分不利。

高汤多是用动物肉类、骨头等长时间（2小时以上）熬制而成。嘌呤易溶于水，经过熬制炖煮，肉里大量嘌呤溶解在汤中，时间越长，溶在水中的嘌呤越多，成了一锅"高嘌呤汤"。而且，肉汤内的脂肪含量也会大幅增加，多喝使人体呈酸性，不利于尿酸的排泄。喝下一碗高汤，尿酸自然会快速升高，所以，这高汤千万不要喝！

水煮肉，不要汤

如果在烹调方法上有所改良，可以减少一些嘌呤摄入。

嘌呤溶于水，在烹制畜、禽肉类时，可先把肉块放在水里煮一下（15~30分钟，根据原料而定），然后捞出肉块，沥干水后再切成小片，烧制或炒制成菜肴。这样有部分嘌呤溶在水里，把煮肉的水倒掉不喝，只吃少量的肉，能让嘌呤摄入少一些。

但这也需在病情稳定的情况下适当进食，痛风反复发作时，别说是肉汤，肉块也不能吃！

各类肉汤的危险程度如下：

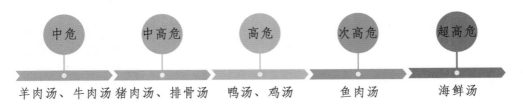

中危	中高危	高危	次高危	超高危
羊肉汤、牛肉汤	猪肉汤、排骨汤	鸭汤、鸡汤	鱼肉汤	海鲜汤

火锅虽美味，
但后果很严重

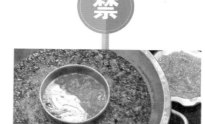

一顿火锅好比"痛风大餐"

火锅一般都是涮海鲜、肉类、动物内脏等高嘌呤食物，尤其是经久煮过的火锅汤中嘌呤含量非常高。吃火锅后喝了汤，再喝杯果汁饮料，或配啤酒、白酒，一顿火锅大餐集中了内脏、肉汤、海鲜、甜饮、酒等所有容易诱发痛风的元素，真是"完美"的"痛风大餐"！普通人偶尔吃一顿没问题，痛风患者任性吃一顿，"痛快"就变"痛风"了！

当然，痛风患者也并非完全不可吃火锅，但最好按照以下方法做好自我保护。

选择清汤锅底，少加蘸料

少选油、盐、辣很多的麻辣锅底，菌汤嘌呤较高，也不宜选择。蘸料尽量清淡，别一次加太多，先少放，不够再添。

选择低嘌呤食材

多涮青菜、土豆、萝卜，搭配少量肉食（瘦牛肉最佳），不吃或尽量少吃鱿鱼、大虾、鱼丸、虾丸、动物内脏等高嘌呤食材。

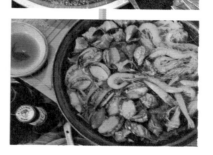

注意进食顺序

先涮菜，再煮些杂粮面，最后涮肉，这样既减少了嘌呤、脂肪和能量摄入，又增加了膳食纤维，营养也足够。

搭配好饮料

饮料最好选择苏打水、矿泉水、茶水或酸奶，帮助排酸，还能保护胃肠道黏膜。

切忌喝火锅汤

口渴时喝水或饮料，切忌喝这锅"高嘌呤汤"！

素食也不都是安全的

豆类嘌呤高，最好这样吃

豆制品嘌呤含量相对较低

　　豆类营养价值很高，而嘌呤含量也偏高，属于中高嘌呤食物。但由于嘌呤易溶于水，许多豆子在制成豆制品的过程中，嘌呤溶于水而被去除，使其含量明显降低。因此，食用豆腐、豆腐干、豆浆等豆制品，比直接食用豆类更安全。

　　痛风患者只要不是在痛风急性发作期，适当吃一些豆制品没有问题，一般每天吃50~100克比较安全。

　　最好不要直接吃豆子及发芽豆类，尽量选择豆制品。

豆类食物的嘌呤含量

豆类及制品	嘌呤含量（毫克/100克）
豆浆	27.7
红豆	53.2
豆腐	55.5
花豆	57.0
菜豆	58.2
熏豆干	63.6
豆腐干	66.5
黄豆	116.5
黑豆	137.4
绿豆芽	166.0
黄豆芽	500.0
豆苗菜	500.0

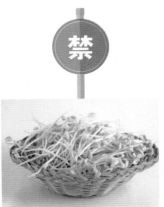

禁

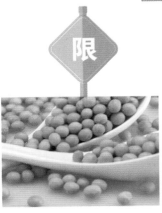

限

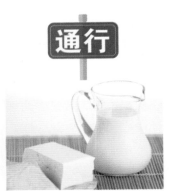

通行

注意烹饪方法

如果直接吃豆子，最好先泡水胀发一夜，倒掉水不用，再将豆子与米饭一起蒸煮，可以减少一些嘌呤摄入。

烹饪豆腐时，最好先切成小块，放入水中，煮3~5分钟，倒掉汤水不用，再将豆腐与其他食材搭配烹饪。

少和高嘌呤食材搭配

豆类在烹调时不要再搭配高嘌呤食材，如肉类，以免增加嘌呤摄入。

✗	黄豆+排骨
✗	豆腐+猪肉
✗	豆腐+鱼肉（鱼头）
✓	豆腐+鸡蛋
✓	豆腐干+芹菜

菌藻类食物要当心

香菇、紫菜的嘌呤含量均高于200毫克/100克，属于高嘌呤食物，痛风患者最好不吃。银耳、金针菇、海带属于中嘌呤食物，需限量食用，不宜多吃。

好在这些食物经常用来做配菜，一般不会食用过量。但应注意这类菜汤中嘌呤较高，痛风患者不宜喝这类汤，如香菇汤、紫菜汤、银耳羹、海带汤等。

坚果不要吃太多

葵花籽、花生、腰果、芝麻等属于中嘌呤食物，一次不宜吃太多。尤其是葵花籽，嘌呤含量达143毫克/100克，接近高嘌呤水平，而且常常容易食用过量，最应当心。

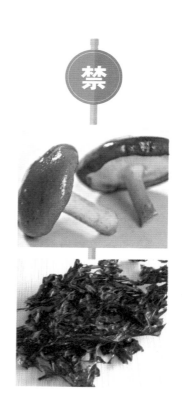

多吃低嘌呤蔬菜，改善酸性体质

多吃蔬菜好处多

大部分蔬菜都属于低嘌呤食物，尤其是瓜茄类蔬菜、绿叶类蔬菜及根茎类蔬菜等，嘌呤含量均很低。而且，蔬菜多为碱性食物，含有大量的钾、钙、镁等元素，能调节人体酸碱平衡，有利于尿酸排出，改善酸性体质。蔬菜还具有低热量、低蛋白、低糖、低脂肪、高膳食纤维的特点，可改善人体代谢功能。多吃蔬菜能降低痛风的风险，对防治痛风并发肥胖、高血压、高血糖、高脂血症等也特别有效。

痛风患者每天吃500~800克蔬菜为宜。

瓜茄类蔬菜：清热利尿助排酸

冬瓜、丝瓜、黄瓜、苦瓜、番茄等瓜茄类蔬菜汁液丰富，既能止烦渴，又有清热利尿的效果，是补水排酸的理想食物。

绿叶类蔬菜：疏通肠胃降尿酸

芹菜、荠菜、生菜、油菜、小白菜等绿叶菜膳食纤维丰富，可疏通肠胃，有助于降压、降糖、降脂、降尿酸。

根茎类蔬菜：营养丰富低嘌呤

红薯、土豆、芋头、萝卜、洋葱、胡萝卜等根茎类蔬菜富含微量元素和糖分，营养丰富，嘌呤含量低，可放心食用。

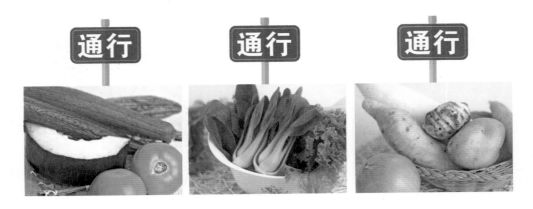

水果要直接吃，打成果汁不可取

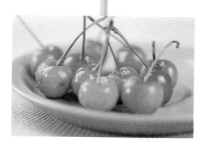

水果对痛风患者有益

大部分水果的嘌呤含量很低，虽然味道酸甜，实际上却是偏碱性食物。水果还富含维生素、矿物质、膳食纤维和水分，维生素C可以促进尿酸盐的溶解，矿物质钾和膳食纤维有利于尿酸的排泄，鲜果中的汁液还能起到补水利尿的作用。所以，总体来说，多吃水果对痛风患者是十分有益的。

水果也要有所选择

有些水果含糖量偏高，痛风患者不宜多吃，如葡萄、西瓜、草莓、甜瓜、火龙果、榴梿等，每天不要超过200克。痛风发作期间不要吃。

樱桃、苹果、梨、猕猴桃、香蕉、柑橘等水果可以多吃些，以每天200~400克为宜，超过这个量也不好。

水果干制后（如葡萄干、干枣、果脯、蜜饯、山楂干等），嘌呤、糖分、热量均大大增加，不宜多吃。

樱桃有一定的抗炎镇痛功效，是痛风患者的优选水果。

鲜果不要打汁喝

痛风患者最好直接生吃新鲜的水果，这样营养摄入最充足、损失最少。

不少人喜欢把鲜果打成果汁饮用，这种做法并不可取。一方面，水果中的纤维素、维生素损失惨重，另一方面，糖分被充分释放，对痛风患者十分不利。而且往往需要多个鲜果才能榨出一杯果汁，再加上为了调节口味而加入的糖，糖分就超标太多了。

水果煮熟了吃也会损失很多维生素，降低营养价值，增加糖分摄入，如果不是脾胃寒凉易腹泻者及牙齿不全的老年人，也不推荐煮熟了吃。

如何饮水才能更降尿酸

多喝水能促进尿酸排泄

饮水过少是痛风的危险因素。在适度补水后尿酸水平会有所下降。

人体尿酸高的原因，一部分是因为吃进来和自身生成的多，另一重要原因是排出去的少。所以，促进尿酸排泄也很关键。

人体排泄的尿酸中，有2/3是经肾脏随尿液排出体外的。在日常生活中，多喝水、多排尿是促进尿酸排出的有效方法，既能预防痛风发作，又是降尿酸治疗的一部分。

喝水过少，还容易导致肾结石、尿路结石等疾病。合并有心血管疾病者还容易引发心肌梗死和脑血栓。

每天要喝多少水

正常人每天饮水量要达到1500毫升，而痛风患者应保证每天饮水量在2000毫升以上，急性发作期应达到2500毫升以上。

在夏天容易出汗或冬天有暖气、室内环境比较干燥的情况下，还要适当增加饮水量。

判断饮水是否足够还可以看排尿量。痛风患者每天排尿量应在1500毫升以上，急性发作期应在2000毫升左右。

尿液呈浅黄色时表明喝水量足够。如尿液比较黄，要适当多喝水。

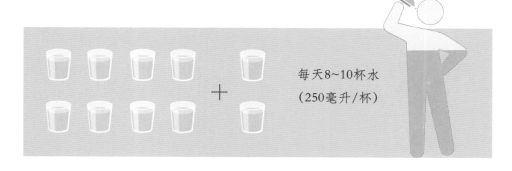

每天8~10杯水
（250毫升/杯）

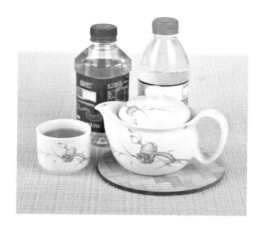

通行

什么时间要喝水

🕐 未渴先饮：白天饮水要少量多次，养成主动喝水的习惯，别等觉得口渴了才想起喝水，这时身体已经进入缺水状态了。

🕐 运动前后：运动期间要注意补水，以免出汗过多而缺水。一般运动前要喝水，运动时每隔半小时适当补水，出汗后应及时补水。

🕐 晚上睡觉前：睡前应喝1杯水，可预防夜间痛风发作。但睡前过量饮水会导致起夜次数过多，干扰睡眠质量，所以，痛风患者可结合自身情况找到平衡点。也可在床头放杯水，夜里口渴时随时补水。

白开水最好喝

白开水是最简单、最自然的水，酸碱平衡，温和无刺激，所有人都适合。清晨起床时、晚上睡觉前，都最宜喝白开水。

茶水是排酸良药

茶有红茶、绿茶、乌龙茶、黑茶等，普遍具有解渴利尿的作用，而且茶水偏碱性，可促进尿酸排泄，特别适合痛风患者日常饮用。

痛风患者也适合常饮药茶，如荷叶茶、苡仁茶、百合茶等，对缓解病情、预防复发都很有益。

茶水不包括市售的冰红茶、冰绿茶、奶茶等茶饮料。

苏打水能碱化尿液

苏打水含碳酸氢钠及多种微量元素，为弱碱性水，可助排泄尿酸，碱化尿液。但苏打水能中和胃酸，胃酸分泌过少的胃炎患者不宜多喝。

汽水、含糖饮料不要当水喝

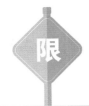

果糖与嘌呤一样能够升高尿酸

当人体摄入大量果糖时，会使细胞内的三磷腺苷合成增加，在其分解过程中，会释放较多的嘌呤，而嘌呤又分解为尿酸，使尿酸水平升高，诱发痛风发作。

所以，摄入大量果糖和摄入大量嘌呤一样有害。尤其对于痛风合并肥胖、糖尿病的患者，高果糖食物还会使热量和糖分摄入超标，不利于控制病情。

痛风患者在选择饮品时，一定要远离富含果糖的果汁及饮料，莫把这些饮品当水喝。

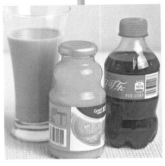

市售的软饮料在制作过程中，一般都加入了大量的果糖，以达到味道更甜、口感更好、颜色更鲜艳、品质更稳定的作用，在一定程度上可以说是"糖水"，有无痛风者都不建议多喝！

这些甜饮要小心

汽水、可乐：含有大量的糖。如一罐330毫升的可口可乐，含糖35克（含糖量为11.75%），主要成分为果糖。研究显示，每周喝5~6杯、每天喝1杯及每天喝2杯或以上汽水的人，患痛风风险分别增加29%、45%及85%。

各类果汁：苹果汁、橙汁、桃汁、葡萄汁以及复合果汁等，无论是鲜榨汁还是市售软饮料，均富含果糖，不仅升糖很快，升尿酸也很快，痛风患者不宜多饮。

可以当零食吃的养肾食物

长期痛风患者要注意养肾，以免发展为痛风性肾病。日常多吃些有养肾作用的食物特别有益，以下这些食物可以当作零食经常食用，养肾防病效果好。

核桃

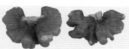

核桃有补肾、健脑、强壮骨骼、延缓衰老的保健功效，最宜中老年肾虚乏力、腰痛腿软、健忘、便秘者食用。每天1~2个，充分嚼烂后缓慢咽下即可。

核桃热量较大，且有润肠缓泻作用，肥胖、腹泻者不宜多吃。

桑葚

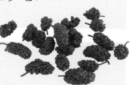

桑葚能补肝益肾、养血滋阴、生津润燥。常食能抗衰老、增强免疫力、养护心血管、防止骨骼关节硬化、促进新陈代谢。鲜桑葚上市时宜吃鲜果，其他时间可吃些桑葚干，对补益肝肾大有裨益。

桑葚含糖量较高，鲜品每天不超过200克，干品量减半，不超过100克。

枸杞子

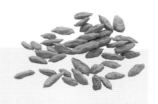

枸杞子为药食两用之品，有养肝肾、益精血的功效，能抗衰老、增强造血机能及免疫力、强壮筋骨、益精明目。日常可以当零食直接食用，也可以泡水代茶饮，肝肾同补，保健效果不错。

栗子

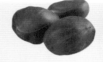

栗子为"肾之果"，可益气补脾、厚肠胃、补肾强筋，适合肾虚腰痛、腰腿及筋骨酸软疼痛、骨质疏松、乏力、腹泻者常食。每天5~10粒熟栗子最宜，可分2次在两餐之间食用。

栗子淀粉含量很高，吃多了容易气滞，尤其是腹胀便秘及并发肥胖、糖尿病者，不宜多吃。

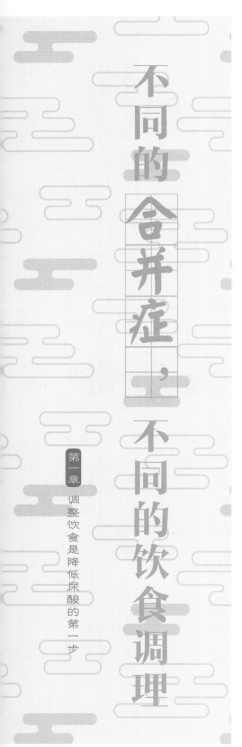

不同的合并症，不同的饮食调理

第一章

调整饮食是降低尿酸的第一步

痛风合并高血压的饮食调理

痛风患者大约有50%~60%都合并高血压病。可以说，痛风与高血压病之间常常互为因果，互相促进，造成恶性循环，使二者病情都日趋加重。

尿酸盐结晶沉积在肾脏，引起肾小动脉硬化，肾血管损害。

痛风
高尿酸血症

高血压

引起肾脏排泄尿酸的功能下降，造成尿酸潴留；利尿剂等降压药促进尿酸水平升高。

痛风合并高血压者应从降尿酸和降血压两个方面共同着手，当尿酸水平得以控制后，血压会趋于平稳，同时，血压下降后，尿酸水平也会有所降低。

在日常饮食上，要注意以下宜忌。

宜吃含钾高的食物。高钾食物以新鲜果蔬为主，如香蕉、橙子、橘子、苹果、黄瓜、西蓝花、芹菜、菠菜、苋菜等，对降尿酸也有益。

宜吃清热利尿的食物，如冬瓜、西瓜、梨、柚子、荸荠、薏苡仁、绿豆等，既有利于尿酸排泄，又有一定的降血压作用。

宜多饮水。小便通利可以排泄过多的尿酸，减轻肾脏损害，排除微小的尿酸盐结晶，避免尿路结石，并能降低血压，预防肾病。

宜多喝茶。茶可清热利尿，尤宜多喝菊花茶、桑叶茶、枸杞茶、荷叶茶、玉米须茶等，有助于降压、降尿酸。

饮食偏咸是大忌，高盐饮食不仅会促进尿酸升高，更会加重高血压。除了烹调中调味料要少放外（每日用盐不超过5克），口味偏咸的加工食品也要少吃。

少吃海产品。一方面，海产品普遍嘌呤含量高，容易升高尿酸，另一方面，海产品含盐量偏高，食用过多易使血压不稳定。

少吃高热量、高脂肪、高胆固醇的食物。其中，动物内脏是这种"三高"食物的代表，嘌呤含量也很高，最应控制。

少饮酒。酒类不仅是痛风的诱发因素，也是高血压者出现脑出血等意外的高危因素。

痛风合并高脂血症的饮食调理

高脂血症明显与血尿酸增高有关。临床数据显示，痛风患者75%～80%伴有高脂血症，而高脂血症患者60%～80%伴有高尿酸血症，血尿酸与三酰甘油（甘油三酯）数值有显著的正相关。

由于痛风与高脂血症之间也是一种互为因果、互相促进的密切关系，因此，对于痛风合并高脂血症者，降尿酸和降血脂也要同时进行，才能起到"此消彼落"的良性循环，使这两种疾病都得到有效控制。

在日常饮食上，要注意以下宜忌。

宜控制热量摄入，每餐进食以七八分饱为佳，尤其是体形肥胖者，应以低热量饮食为主。

晚餐宜少吃。晚餐后人体活动量较少，少吃一些有利于控制体重，减轻肠胃及血管负担。

忌食用大量高热量、高脂肪的食物，如肥肉、油炸食品、高糖饮料、蛋糕甜品等。这些食物不仅会造成肥胖、影响血脂，也是诱发痛风的不利因素。

宜吃富含膳食纤维的食物，可促进人体消化代谢，降低胆固醇，并能增加饱腹感，减少进食量。高膳食纤维食物有甘薯、土豆、白萝卜、胡萝卜、洋葱、黑木耳以及芹菜、白菜等绿叶菜。

宜吃富含维生素C的食物。维生素C能改善胆固醇的代谢，预防心血管病。新鲜的蔬菜、水果富含维生素C，如山楂、苹果、猕猴桃、柑橘、番茄、黄瓜等。

宜多饮茶。大麦茶、乌龙茶、绿茶、普洱茶、山楂茶、柠檬茶等都能起到化解饮食油腻、促进脂肪分解、加速胆固醇排泄的作用。尤其是油腻肉食摄入较多者，多饮这些茶可起到去油降脂作用。

忌食高胆固醇食物，如动物内脏、鱼子、蟹黄、虾头、贝类、鱼干等，此类食物胆固醇高，嘌呤也高，痛风及高脂血症患者均不宜多吃。

少吃动物油及其制品。动物油中胆固醇含量偏高，烹调中应多用植物油，少用奶油、黄油、牛油、羊油、猪油、鸡油等动物油。每日烹调用油要限量，不应超过25克。用动物油制作的各类中西式点心、蛋糕等也要尽量少吃。

忌烟酒。吸烟会伤害血管壁，加速胆固醇及脂肪沉积，造成动脉粥样硬化。饮酒也是心血管意外的诱发因素，而且最易伤肝，影响尿酸代谢，进而诱发痛风发作。

痛风合并糖尿病的饮食调理

痛风患者约有30%~40%合并糖尿病或糖耐量异常。这是由于高尿酸会降低人体对葡萄糖的利用能力，影响胰岛素功能，进而导致血糖上升。此外，年龄高、肥胖、饮食习惯不良等是痛风与糖尿病共同的致病因素，因此，二者非常容易相伴而生，一起发病，并进一步造成肾功能损害。

痛风和糖尿病的饮食调理也有一些相似的要求和特点，尤其是在总热量控制和适当忌口方面，相似度比较高，可以一起防、一起治。

在日常饮食上，要注意以下宜忌。

宜

宜控制每日热量摄入。按照体重和劳动强度算好自己的每日所需热量后，限制进食总量，但饮食结构要均衡，保证充足的营养。

宜少食多餐。每日5~6餐，正餐七八分饱，加餐吃少量碳水化合物和高蛋白食物，均不宜过多、过饱。

忌

忌吃过多高脂肪食物。如动物肉类、油炸食品、高油脂的点心等，脂肪含量及热量均很高，不利于控制每日热量摄入。

少吃高糖、高甜食物，如糖果、蜂蜜、冰淇淋、巧克力、奶茶、蛋糕甜品等。

宜　**忌**

宜控制主食摄入。米饭、粥、面条、馒头等主食均是高碳水化合物食物，是糖的主要来源，要控制好摄入量，以免升糖太快。一般主食量占全部食物的1/3就可以了。

宜用薯类食物代替部分主食。如甘薯、土豆等食物的嘌呤含量低，粗纤维含量高，升糖速度较慢，如能替代部分精米、白面，可以使血糖更平稳，也有利于尿酸排泄。

宜多饮水。糖尿病患者容易口渴，痛风患者则需要多喝水来促进排尿酸，所以，多饮水对二者均是有利的。

宜多吃牛奶、鸡蛋来保证营养，多吃蔬菜来平衡膳食。

烹调中不宜多用调料，如白糖、红糖、盐、辣椒、咖喱、胡椒、芥末等，不仅容易加重糖尿病的口渴症状，还容易刺激自主神经，引起痛风发作或疼痛加重。

少吃豆饭、豆粥。豆类加入粥饭同煮，可以降低升糖速度，但对于痛风患者来说，直接食用豆类容易摄入过多嘌呤，最好少吃。

少吃甜味水果，少喝鲜榨果汁。高果糖食物不仅升高血糖特别快，也是引起痛风的一大因素，需要格外小心。

少吃烧烤、涮肉、火锅、肉汤等，不吃内脏类食物。

痛风合并冠心病的饮食调理

痛风患者合并冠心病的比例约为15.6%。这是由于长期高尿酸引起高脂血症和动脉硬化，进而使冠心病的患病率有所增加，且有诱发心绞痛、心梗、脑卒中等心脑血管危症的风险。近年来，医学界已将高尿酸血症列为心脑血管疾病的促进因子，甚至有人称之为"痛风性"心脏病。反之，冠心病患者可存在尿酸代谢异常，常有合并血尿酸增高的情况。

因此，痛风患者在降尿酸的同时，也要时刻关注心血管的健康。在调养时注意降血脂，降低血液黏稠度，改善血液循环。避免暴饮暴食、劳累、紧张、寒冷等状况，因为这些因素既会诱发痛风急性发作，又易诱发心脑血管危症。

在日常饮食上，要注意以下宜忌。

宜多吃新鲜蔬菜、水果，如胡萝卜、番茄、芹菜、山楂、橘子等。此类食物富含维生素C、胡萝卜素、镁等营养素，可预防便秘，调畅气血，补充营养，尤其能避免因大便用力而发生心血管意外。

忌暴饮暴食。饱餐是诱发和加重心绞痛、猝死等心脑血管危症的重要诱因。一方面，饱餐会增加心脏负担，另一方面，胃肠过度饱胀会使心脏活动受限，影响心脏功能。

宜多吃富含膳食纤维的食物，如萝卜、甘薯、土豆、绿叶菜等。膳食纤维不仅能促进排便、畅通肠胃，还有助于胆固醇的排泄，降低血脂及动脉硬化的程度，减轻冠心病症状，对降尿酸也特别有益。

宜每餐七八分饱，以少食多餐为最佳。尤其是晚餐，进食量宜少不宜多。

饮食宜软烂。软烂的食物更容易消化吸收，以减轻肠胃及心血管的负担。尤其是发生心肌梗死者，起病后4~12小时内需完全流质饮食，以减轻胃扩张，随后逐渐过渡到低脂、低胆固醇、清淡的半流质、普通饮食。

饮食忌油腻。脂肪和胆固醇摄入过多，会加重冠状动脉粥样硬化，甚至诱发心绞痛或心肌梗死。高嘌呤的肉类、动物油、动物内脏等均应限制摄入。

忌吃得过咸。高盐饮食对痛风以及高血压、冠心病等心血管疾病均有不利影响。对于器质性心脏病或心力衰竭的患者来说，每天盐的摄入量不应超过3克。

少吃刺激性食物，如酒、浓茶、咖啡、辛辣调味品等。

心力衰竭者不宜饮水过多。如果已经有心力衰竭且有水肿症状者要控制饮水，以免加重水肿，增加心脏循环血量而加重心脏负担。

痛风合并肥胖症的饮食调理

肥胖是痛风的重要危险因素，不仅会增加痛风发生的风险，而且肥胖者痛风发病年龄更早。随着BMI（体质指数）的增加，痛风的发生率明显升高，尤其是腰围及腰臀比偏大的内脏脂肪型肥胖，与痛风的发生密切相关。

肥胖不但会使人体内分泌系统紊乱，尿酸合成亢进，也会阻碍尿酸的排泄，易引起痛风。另一方面，肥胖也往往合并高脂血症、糖尿病等慢性病。

因此，超重及肥胖者必须积极减肥，"管住嘴"和"迈开腿"同时进行，加强饮食控制，增加日常活动量和体育锻炼，提高自身的代谢能力。体重降下来了，相关的慢性代谢障碍性疾病均能得到一定控制。

在日常饮食上，要注意以下宜忌。

宜清淡饮食。烹调时以葱、姜、蒜、醋等调味料代替油、盐、糖、酱、鸡精等重口味调料，且量要少。重口味最下饭，调味清淡后，食欲能得到一定控制，进食量也会有所减少。

忌摄入热量过多。应根据标准体重和劳动强度计算每日摄入热量值，并严格限制每天的食物摄入量。想要减肥者，在增加运动量的基础上，还要相应减少进食量，切莫管不住嘴。

烹调方法宜以水煮、清蒸、清炒、凉拌、汆烫为主，有肉类汤汁的倒掉不喝，可以减少脂肪和嘌呤的摄入。

宜多选择低热量、低嘌呤的蔬菜、水果。如冬瓜、黄瓜、苦瓜、番茄、萝卜、芹菜、油菜、小白菜、苹果等蔬果，饱腹效果好，热量和嘌呤都很低，有减肥和降尿酸的双重作用。

晚餐宜少吃。晚餐后人体活动少，如果进食过多，或吃了一些油腻难消化的食物，不仅容易变成脂肪积蓄在体内，还会影响尿酸排泄。

宜多饮有减脂作用的茶。如山楂茶、荷叶茶、普洱茶等，都是不错的减脂茶。

忌减肥速度过快。体重降太快，往往减的水分较多，而人体缺水又会诱发痛风发作。所以，减肥应循序渐进，切忌太快、太猛，每周降0.5~1千克体重比较适度。

少吃或不吃高热量、高脂肪、高糖及高嘌呤的食物，如肥肉、动物内脏、鱼子、带鱼、牡蛎、动物油及其制品、油炸食品、甜品等。

少喝可乐、汽水等含气饮料，糖果、果汁、奶茶、冰淇淋、巧克力等均应少吃。

少吃烧烤、涮肉、火锅、肉汤等；少吃核桃、瓜子、花生等高油脂的坚果类零食。

痛风合并肾病的饮食调理

痛风如果没好好治疗，高尿酸状态长期持续，会使过多的尿酸盐结晶沉淀在肾脏内，造成痛风性肾病，引起肾功能障碍。

由于蛋白质在体内代谢时产生的垃圾较多，而肾脏代谢能力又下降了，所以肾病的一个特殊饮食要求就是"低蛋白"，否则会加速肾衰竭的发展。另一个重点是"少喝水"，这与普通痛风患者的要求不同，要特别注意。饮食调养得当，能有效延缓肾病的发生和发展。

肾功能不良的痛风患者在日常饮食上，要注意以下宜忌。

宜严格控制蛋白质的摄入，采取低蛋白饮食。每日摄入蛋白质应由正常人的1克/千克体重，逐渐减少为0.6克/千克体重。蛋白质的摄入以牛奶（或脱脂奶粉）、鸡蛋清、海参、海蜇皮等具有优质蛋白质且低嘌呤的食物为主。

避免高蛋白饮食，尤其是鸡肝、猪肝等动物内脏，带鱼、鱿鱼、牡蛎、干贝、鱼虾等海鲜，以及高植物蛋白的豆类等。这些食物不仅蛋白质含量非常高，也均是高嘌呤食物，给肾脏带来极大负担，会加重肾脏损害，肾功能不良者应尽可能少吃或不吃。

宜少喝水。痛风本应多喝水，以促进尿酸排泄，但肾功能不良时，多喝水会加重水肿和高血压。因此，当每日尿量多于1000毫升，且没有水肿者，不必限水；而当每日尿量少于500毫升时，要严格控制钠盐和水分摄入，每日饮水量不应超过1000毫升。

宜限盐。肾功能不良且有高血压和水肿者，限盐须更加严格。每日摄入盐应为2～3克，是正常人的一半。而水肿严重者，每日摄入盐应低于1克，甚至无盐饮食。

宜多吃蔬菜、水果。一是这类食物嘌呤低，二是可促进排便，使各种毒素更多地从肠道随大便排出，从而减轻肾脏负担。

忌饮食油腻。肥腻肉食、动物或植物油脂均不宜摄入过多，否则会难以消化，导致热量和脂肪超标，且加重肾脏负担。

少吃坚果类食物。核桃、花生、瓜子等食物所含油脂、热量和植物蛋白质均很高，吃多了易加重肾脏负担，且容易积蓄脂肪，影响尿酸排泄。

少吃豆类食物及其制品。不要直接食用高嘌呤、高蛋白的黄豆、豌豆等豆类食物，而且，豆腐、豆浆、豆干等豆制品虽然嘌呤减少了，但仍是高蛋白食物，也不宜多吃。

尿少水肿者少吃高钾食物，如动物肉类、豆类、土豆、菠菜、蘑菇、香蕉等。

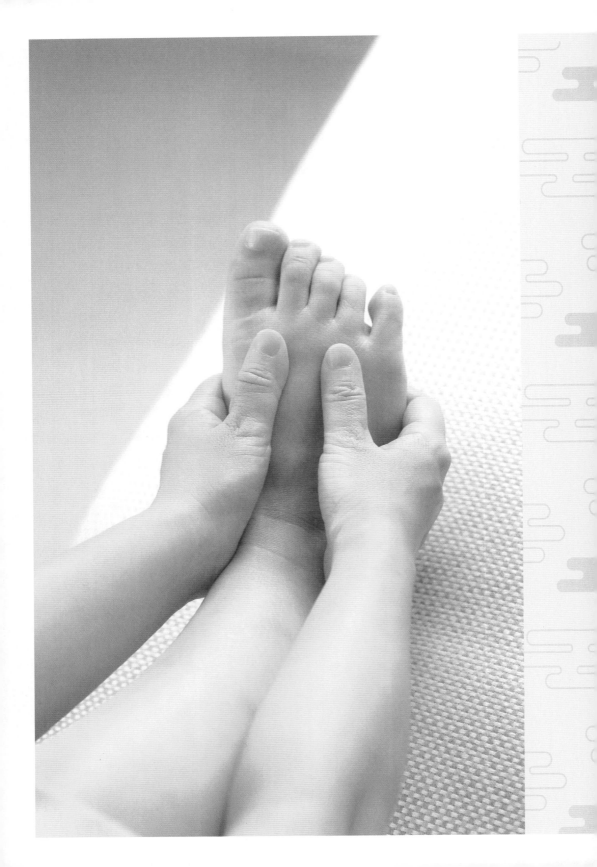

第二章 留意生活细节，不给痛风复发的机会

痛风是一种"三分靠治，七分靠养"的富贵病，注意日常生活中的保养细节，杜绝可能诱发痛风的不利因素，养护好最易发作的关节部位，不给痛风兴风作浪的机会，就能防患于未然，减轻病痛。

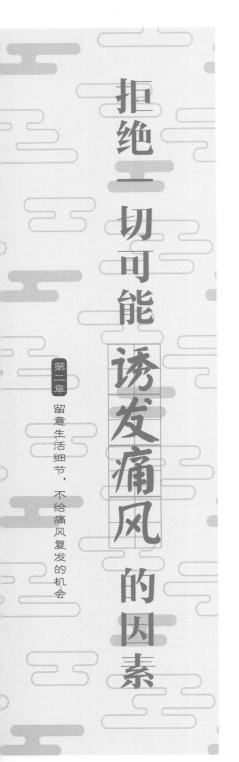

拒绝一切可能诱发痛风的因素

列出生活规律清单，逐条改进

我们的日常生活作息具有很强的习惯性，当习惯成自然的时候，你可能都感觉不到它有哪些不对的地方。当疾病来袭的时候又非常茫然，"痛风为什么会找上我？！"

其实，疾病除了遗传因素外，在一定程度上还与日积月累的不良生活习惯有关。让我们从自己的日常生活入手，把一天的生活规律列个清单，把不健康的习惯一条条划出来，再逐一写出改进措施，把可能诱发痛风的"星星之火"全都扑灭。这时候，你会发现，培养起健康的生活习惯，不仅能降低尿酸、预防痛风，对控制体重，预防肥胖、高血压、高脂血症、糖尿病等慢性疾病都有好处。

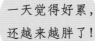

一天觉得好累，还越来越胖了！

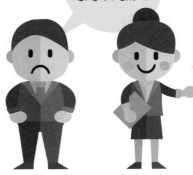

你有右边这些习惯吗？试试这样改！

8:00

睡到最后一分钟，没时间吃早餐！

[改] 早餐不可或缺，需营养充足，蛋奶齐全。

9:00~12:00

一上午事务缠身，着急上火，紧张忙碌，都没空喝水。

[改] 把心情放轻松，改改急脾气，做事有条理，注意休息，多喝水。

13:00~18:00

在电脑前坐一下午，休息时刷手机，感觉头昏脑涨。

[改] 下午更容易疲惫，应每50分钟休息10分钟，站起来活动一下筋骨。下班路上最好也能利用起来锻炼一下。

20:00

躺在沙发里看电视剧、刷手机、玩游戏，不亦乐乎。

[改] 要适当活动，如下楼散步、做家务、按摩、做关节操。

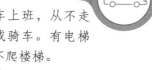

8:00~9:00

开车上班，从不走路或骑车。有电梯绝不爬楼梯。

[改] 步行或骑车上班（坐公车提前下车后步行至少30分钟）。

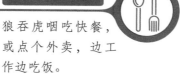

12:00

狼吞虎咽吃快餐，或点个外卖，边工作边吃饭。

[改] 午餐应种类丰富，口味清淡，避免油腻、重口味。午餐后要休息。

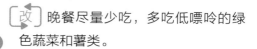

18:00~20:00

累了一天，火锅、烧烤、啤酒、炸鸡，吃到撑！

[改] 晚餐尽量少吃，多吃低嘌呤的绿色蔬菜和薯类。

凌晨00:00

哈欠连天，躺在床上继续刷手机，都不知几点睡着的。

[改] 23点之前洗漱完毕，上床睡觉。

避免过度劳累

过度疲劳伤肝肾

经常处于过度疲劳的状态，容易诱发痛风发作，加重痛风病情。

一方面，过劳伤肾。长期劳累会使人肾精亏损，继而伤及气、血、脏腑，出现疲惫乏力、腰酸背痛、精神萎靡等肾虚状况。而痛风容易发展为肾病，最怕伤肾。

另一方面，过劳伤肝。过度疲劳容易损耗肝脏气血，在一定程度上会影响嘌呤分解以及脂肪和胆固醇的代谢，造成人体尿酸和脂类代谢功能失调。

肝肾受损，不仅痛风容易发作，还容易并发高血压、高脂血症、冠心病等心血管疾病。

工作要劳逸结合

工作太拼命、太繁忙的人一定要注意及时休息。工作、生活不能一直紧张而不放松，劳逸结合才是最佳工作方式。

尤其是中年男性，在单位、在家里都压力大、责任重，更要做到

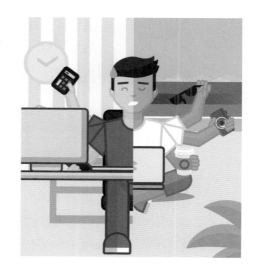

按时吃饭，保证睡眠（尽量创造条件午睡一会儿），适度休假，让身心有充分放松和调整的机会。身体养好了，工作效率才会更高！

一个姿势不要保持太久

"久视伤血，久卧伤气，久坐伤肉，久立伤骨，久行伤筋。"一个姿势保持太久，对身体都是有损害的。所以，平日久站、劳碌奔波的人应多坐下或躺下休息，而平日久坐少动的人应多站起来活动筋骨和肌肉，或去户外走一走，才是真正的休息。

让自己的 "性子" 慢下来

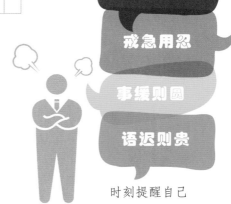

欲速则不达

戒急用忍

事缓则圆

语迟则贵

时刻提醒自己

急脾气要改改了

急脾气者不单是高血压、心脏病等心血管病的高危人群，也是痛风的高危人群。如果长期处于精神紧张、急躁、焦虑、易怒的状态，产生的高压一方面直接刺激血管，另一方面，间接影响内分泌平衡，损伤肝肾功能，使人体的代谢能力和免疫能力有所下降。尤其是痛风合并高血压、冠心病者，改掉急脾气，对减少痛风发作次数、减轻不适症状都有好处。

做好时间管理，让自己更从容

急脾气者要把工作、生活的节奏安排好，科学、合理地安排时间，尽量减少出现"加班熬夜赶进度、争分夺秒抢时间"的状况。工作要分出轻重缓急，做计划要留有余地，然后按计划、有条理地去完成任务，这样就不会前期悠闲自在，后期疲于奔命、焦头烂额了！

放慢脚步和语速

脾气急躁的人往往走路速度比较快，总是风风火火的样子，如果能适当放慢一些，其实也不会耽误什么事，还可以让自己保持平静。

语速也是一个明显标志，急脾气者多语速快，而且说话声音大，正常说话都像是在吵架。这样的人平时要注意把语速适当放慢些，声音降低些，让语音、语调清晰、平和，既能让自己保持冷静，避免越说越急、越说越大声，又能让他人感到愉悦，保持良好的沟通。

要改掉急脾气，还可以多做些让人慢下来的静态活动，如读书、下棋、书法、绘画、瑜伽等，有很好的修身养性作用。

会给自己减压，痛风就不易复发

给精神压力一个出口

人到中年，是一生中压力最大的时候，家中上有老、下有小，都要照顾好，工作责任大、任务多，危机感很重。来自四面八方的精神压力让中年人难言轻松！

压力山大时，常会让人觉得郁闷堵心，容易造成肝郁气滞、血流不畅，身体出现各种瘀阻和疼痛的状况，而长期代谢不良、血运受阻时，痛风也更容易发作。

此时，最好能通过自我调节，给压力一个释放的渠道，把压力产生的不适慢慢化解，减轻对身体的损害。

一个人情绪的好坏与疾病的发生、发展有着十分密切的关系。人在乐观愉悦时，即使患病也易于治愈。相反，不仅易患病，且难于治疗，病情易加重。

痛风患者在疼痛时更容易烦躁、暴怒、对未来感到焦虑、恐惧，如果不能及时调节，对病情恢复不利。只有心情舒畅，减少思想负担，再配合药物治疗，才能取得更好的疗效。同时，家人的理解、关爱和体贴也是减压的千金良药。

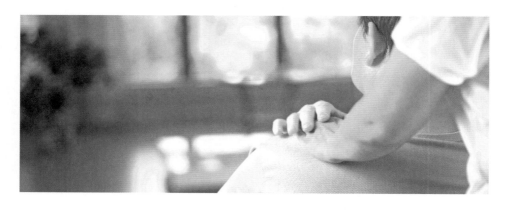

聊天减压法

压力大时，找亲朋好友聊聊天，加强沟通，或轻松调侃，或倾诉烦闷，不要憋在心里。即便没有找到解决问题的办法，只要说出来，心情也会舒畅轻松很多。

适度宣泄法

不要过度压抑自己，适度的宣泄情绪有利于身心健康。如哭泣流泪、大声唱歌、在空旷处高喊、跳舞、打沙袋，这些方法都可以宣泄胸中烦闷，但要注意不要打扰他人。

运动减压法

汗水和眼泪一样，也是一种排毒通道。运动过程中出出汗，身心都会轻松很多，感觉郁闷之气从毛孔散发出去了。此外，运动也会改善全身的血液循环和人体代谢状况，一举多得。

阳光减压法

常年阳光不足的地方抑郁者比例很高。阳光给人带来温暖、光明、活力、快乐等正能量，能扫除心中阴霾，是缓解身心压力的天然情绪调节剂。心情不佳时多晒晒太阳，简单又有效。

快乐减压法

听相声、看电影、购物，在网上看看有趣的视频，自己寻找各种快乐之源。"哈哈哈"笑起来的时候，精神上的紧张和压力也减轻了不少。

爱好减压法

培养业余爱好，如读书、旅游、摄影、养花、钓鱼、书画……在集中精力、忘我投入的时候，心态会更为平和稳定，其他事情都是浮云。

喝茶减压法

茶能清热解毒、平抑肝火。痛风患者平时最好能以茶代水，应酬时以茶代酒。常饮绿茶、乌龙茶、枸杞茶、薄荷茶、菊花茶、茉莉花茶等，对降肝火、清肝毒、疏肝郁、息肝风均有益处，尤宜伴有肥胖、脂肪肝、肝胆湿热的痛风患者。人们常说"喝杯茶，消消气"，可见，喝茶还是消除火气、平稳情绪、缓解紧张压力的天然良药。

注意保暖，
受寒是痛风发病诱因

突然感受风寒是痛风急性发作的重要诱因，且寒冷对并发心血管疾病者也是一种恶性刺激。所以，痛风患者在日常生活中要比别人更加重视保暖工作，"时时处处防受寒，保暖就是保平安"。

下面这些部位要特别加强保暖。

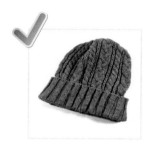

头部

头部散发热量很快，且脑门、脑后都是容易受风寒的部位，易引起头痛、头晕、感冒及脑血管意外。所以，外出应戴能遮挡脑门、后脑勺的帽子。

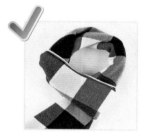

颈部

颈部是咽喉要道，寒风从脖颈入内，很容易伤及心肺，使全身寒冷而诱发痛风及其他寒症发作。因此，寒冬出门时别忘了戴围巾。

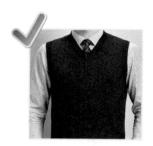

胸腹部

胸腹部保暖可保护内脏器官，维持体温，避免寒邪伤及脏腑。天气阴寒或不稳定时，穿个贴身马甲或毛背心，既能让躯干部位保暖，又便于活动，不会过热，是应对多变天气的好选择。不宜穿漏出腰腹肌肤的短衣或低腰裤。

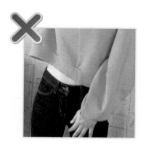

手部

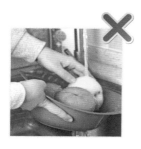
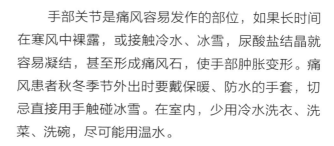

　　手部关节是痛风容易发作的部位，如果长时间在寒风中裸露，或接触冷水、冰雪，尿酸盐结晶就容易凝结，甚至形成痛风石，使手部肿胀变形。痛风患者秋冬季节外出时要戴保暖、防水的手套，切忌直接用手触碰冰雪。在室内，少用冷水洗衣、洗菜、洗碗，尽可能用温水。

膝盖

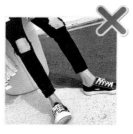

　　膝盖是痛风急性发作的常见部位。膝盖一旦活动不便，会造成行走困难，而且恢复起来也较慢，给生活带来极大影响。膝关节最怕受寒，准备护膝、穿保暖的裤子是不二选择，天气转凉时一定要及早穿上秋裤。露着膝盖的破洞裤、膝盖以上的短裙、短裤一定不要穿。

脚部

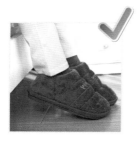

　　足趾、脚后跟、脚踝等都是痛风的高发部位。寒从脚上起，脚部是肢体末端，血液循环不佳时，脚部往往是冰凉的，这就给了痛风可乘之机。因此，痛风患者要时刻注意脚部保暖。冬季在家中要穿带后跟的棉拖鞋，最好穿上袜子加强保暖。外出时应选择高帮（护住脚踝）、厚底鞋，材质应为加绒、羊毛或皮棉等保暖材料。袜子可选择加厚棉或羊毛袜，比较暖和。

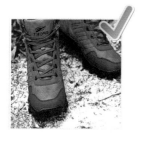

节制性生活

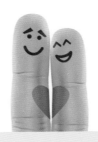

性生活过度易伤肾

性生活节制有度是养肾保精的重要原则。性生活过度也称为"房劳"，是过劳的一种，会耗伤肾精，使肾气、肾阴俱亏，易造成肾虚、肾衰。痛风患者更易患肾病，所以，此类劳损尤应避免。

怎样才算"适度"

不要纵欲，也不必禁欲，适度的性生活是正常生理需求，符合自然之道，有益身心健康。那么，但怎样才算"适度"呢？

"适度"的标准因人而异，一般以身心愉悦、第二天精神状态良好、不感到疲劳或腰酸腿软为宜。

如果在房事第二天感到腰酸耳鸣、疲乏无力、腿脚发软、精神不振、倦怠嗜睡、气短头昏等，说明过度了。特别是有过痛风发作史者，一旦性生活过度就容易复发，应加以节制。

 痛风会影响性功能吗？

从中医角度看，痛风者多有肾虚的状况，而肾虚又常见性功能下降。但只要坚持降尿酸治疗，加强养肾，节制性生活，对性功能不会有太大影响。

 痛风会影响生育吗？

不少痛风患者是中青年男性，还存在生育需求，担心会影响后代。一般来说，痛风不会影响生育，当然，任何疾病都有一定的遗传性，痛风也是如此，但比例不高。不过，为了让孩子更健康，在准备生育期间，最好将尿酸水平控制好，提前3个月停用降尿酸药，并保持健康的饮食和作息。

熬夜会让你错过最佳修复时间

睡眠是人体的修复手段

夜晚是一天中人体养阴、排毒、自我修复的最佳时间。夜晚睡眠不好，如长时间熬夜、失眠、多梦、易醒、惊悸等，会暗耗阴血，导致内分泌系统失调，代谢及免疫功能受损。

因此，对于已经出现代谢障碍的痛风患者，更要保证夜间的深度睡眠。

这两个时间段你不能错过

子时	23点~次日1点

子时是阴尽阳生的交接时段，阴气重而阳气弱，睡眠最能养阴护阳，补血生髓，有利于肝胆代谢。因此，最好要在晚上11点前上床睡觉。

丑时	1点~3点

丑时是深睡眠时期，也称为"黄金睡眠期"。在深睡眠状态下，大脑皮层细胞充分休息，而人体免疫修复系统进入高效运作状态，这对于消除疲劳、恢复精力、修复脏腑损伤、提高代谢功能至关重要。

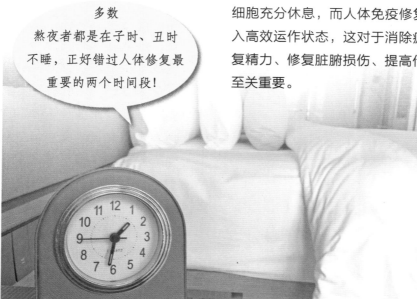

多数熬夜者都是在子时、丑时不睡，正好错过人体修复最重要的两个时间段！

戒烟
能提高人体解毒能力

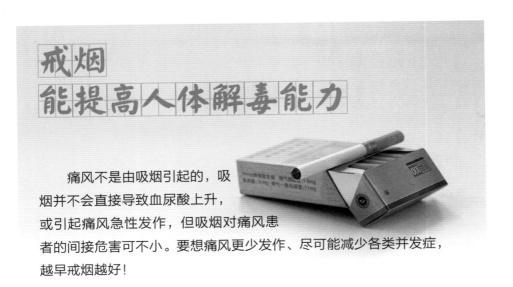

痛风不是由吸烟引起的，吸烟并不会直接导致血尿酸上升，或引起痛风急性发作，但吸烟对痛风患者的间接危害可不小。要想痛风更少发作、尽可能减少各类并发症，越早戒烟越好！

吸烟加重疼痛症状

痛风会导致微血管病变，引起疼痛，而吸烟会导致微循环不畅，出现血管痉挛疼痛、血流减慢，从而促进尿酸盐在关节处的沉积和结晶，加重痛风疼痛。因此，痛风急性发作期间，一定要戒烟。

有些患者觉得吸烟可以起到镇痛作用，其实，吸烟反而会使病情加重、让疼痛时间更长。

吸烟容易并发心血管病

吸烟是心血管疾病的直接危险因素，而痛风也是心血管疾病的危险因素，当两种危险因素同时并存时，其危险程度会大大增加。所以，戒烟能降低痛风并发高血压、高脂血症、冠心病等心血管疾病的概率。

吸烟影响解毒能力

吸烟伤肺是众所周知的，但你知道它对肝的伤害有多大吗？烟草中含有大量的有毒物质，毒气进入人体后，需要通过肝脏这个解毒器官来化解。吸烟越多，肝脏负担越大，时间长了，不堪重负的肝脏就会发生病变或功能障碍，而肝脏又是尿酸、脂肪、胆固醇等物质的合成、代谢场所，进而使人体代谢功能失调。彻底戒烟之后，能让劳碌的肝"松口气"，有助于人体解毒能力的恢复，间接起到了缓解高尿酸、痛风的作用。

千万别憋尿，预防尿路感染

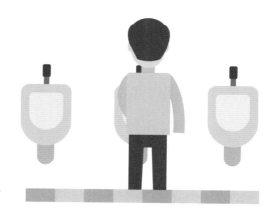

再忙也不能憋尿

大家可能都有这样的经历，有尿意时，因为工作忙、走不开或出门在外等各种原因不能去上厕所，能忍就尽量忍。对于痛风患者，憋尿是特别不好的习惯。

排尿是人体最主要的排尿酸渠道，体内尿酸偏高者如果长时间不能及时排尿，尿液中的尿酸浓度就会蓄积到饱和值，尿酸盐结晶容易析出并沉积下来，形成痛风石。

排尿少使泌尿系统形成痛风石的机会增多，如肾结石、尿路结石等，进一步造成排尿困难，并容易引发尿潴留、膀胱炎、尿路感染、肾炎、前列腺问题等泌尿系统疾病，且会导致或加重痛风肾病的发生和发展，严重者会出现肾衰竭。

所以，再忙也不能憋尿。痛风患者需要多喝水，排尿量也比正常人多，及时排尿应引起高度重视。

注意观察小便

痛风患者要注意观察小便的状况，一是排尿量是否足够，二是排尿及尿液有无异常。

在间歇期，排尿量应在每天1500毫升以上，而在急性发作期，排尿量应在每天2000毫升左右。

排尿时如果出现尿频、尿急、尿痛、排尿困难、尿道分泌物增多、尿道有灼热感等症状，同时出现发热、腰痛时，可能是尿路感染，应及时就医检查。

如果尿少偏黄，说明喝水太少，要增加饮水量。尿液有泡沫时，有可能是蛋白尿或糖尿，要查查肾功能及血糖。尿液有异常颜色时，应及早去医院查明原因，以免疾病加重，延误治疗。

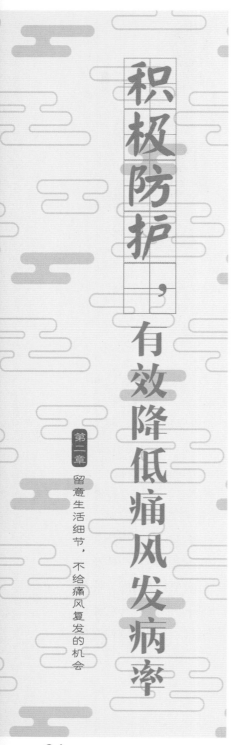

痛风急性发作时如何处理

卧床休息，抬高患肢

痛风一般在夜间突然发作，患者往往半夜痛醒，疼痛不断加剧，在6~12小时左右达到高峰。此时，患者关节处的红、肿、热、痛均非常明显，尤其是疼痛感非常强烈，令人难以忍受。之后慢慢好转，多数人在几天至2周内自行缓解。

痛风发作时，患者应卧床休息，由于疼痛部位会存在局部肿胀的情况，所以，最好能抬高患肢，可减轻腿脚部位（痛风的常发部位）的肿胀，有利于减轻疼痛。

平卧时可在脚下垫一个枕头，坐卧在沙发上时可把脚翘在椅凳上，上面如果要盖被子，最好搭个支架，把被子支托起来，以避免患部受压。

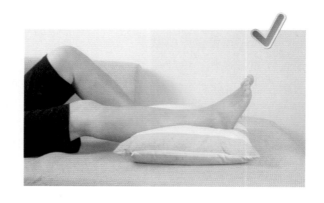

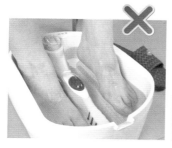
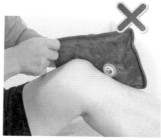
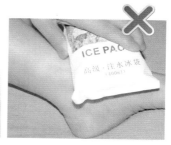

及时就医，合理用药

痛风发作时，千万别忍着，一定要及时去正规医院治疗。一般医院会根据病情进行抗炎止痛处理，以快速缓解疼痛症状。

中医还可以根据患者个体差异进行辨证施治，采取汤药、贴敷、针刺、艾灸等方法治疗。

不论中医还是西医，一定要记住：去正规医院，找专业医生，服用正规药物，切忌"病急乱投医"，或自行乱服止痛片！

不要热水泡脚、洗浴

痛风间歇期用热水泡脚或热水洗浴，可以活血化瘀、通络排毒，对预防痛风复发有益。而在急性发作期这么做，只会加重患处疼痛，延缓恢复时间。

患者此时千万不要用40℃以上的热水来泡脚或洗浴，蒸桑拿、汗蒸等均应禁止。当然，冷水洗浴对于痛风患者，不论何时也都应禁止。

不要胡乱按揉患处

不要为了止痛，自己乱按患处肿胀部位，这样只会加重肿胀，越来越痛。

不少人觉得脚痛了，就去街边的足疗店，先用热水泡脚，再让店员按揉一下，这样不仅不会缓解病情，还会加重疼痛和关节损害。足疗店并非医疗机构，从业人员不是专业医生，泡脚加足疗，是此时大忌，尤应避免。

热敷、冰敷均不宜

热敷会提高患处温度，加重局部组织充血和水肿，令疼痛加剧。

冷敷感觉上好像能让疼痛减轻一些，实际上，寒冷刺激对痛风十分不利，会导致尿酸盐结晶加速聚集和沉淀在患处，加重炎症。此外，低温会使局部血管收缩，血流量减少，不利于炎症的吸收和消散。

痛风间歇期不能大意

做好"打持久战"的准备

痛风急性发作往往几天就能自行缓解，在间歇期，患者并没有什么不适。但这个阶段不能"好了伤疤忘了疼"，又回复到以往习惯的生活中。回想一下发作时的痛苦，就该引起高度重视，好好利用这个最佳治疗和调养时期，控制住疾病发展。由于痛风是一个病程较长的慢性病，容易复发，迁延不愈，所以，在心理上要做好"打持久战"的准备。

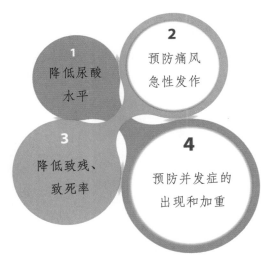

1 降低尿酸水平

2 预防痛风急性发作

3 降低致残、致死率

4 预防并发症的出现和加重

间歇期的治疗和调养可以达到以上作用，对控制疾病、提高生活质量非常重要。

痛风间歇期不能大意，应该从以下四个方面入手，把痛风牢牢控制住！

适时服药降尿酸

一般来说，痛风轻症患者只需要改善生活方式，无须药物治疗。

对于急性痛风关节炎频繁发作（每年超过2次）、尿酸长期居高不下、有慢性痛风关节炎或痛风石的患者，需要通过药物来降尿酸，使尿酸水平达标。

> 痛风间歇期尿酸达标的标准
>
> 无痛风发作史者：
> 尿酸应<360μmol/L。
>
> 有痛风发作史者：
> 尿酸应<300μmol/L。

调整生活方式

轻症患者往往通过控制体重、加强运动、调节饮食等生活方式上的改善，就能起到尿酸达标的效果。再加上重视居家保养、严防关节各种伤病，可使痛风的发作率降到最低。不论是否服药，调整生活方式都是必需选项。改善生活方式、尿酸减排的十大原则，详见本书第25~27页。

做好定期复查

定期复查是观察病情演变、预防疾病加重、便于医生调整用药的关键。

痛风患者应做如下定期复查。

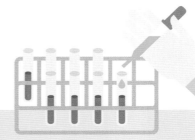

☑ 血尿酸水平：
未达标者1~3个月复查1次，达标且病情稳定者1年复查1次。

☑ 血常规、尿常规、肾功能：
每半年~1年复查1次。

☑ 肝功能、泌尿系统超声：
每半年~1年复查1次。

☑ 血糖、血脂、血压：
必要时复查，如有糖尿病、心血管病等合并症，须加强复查。

☑ 关节超声、关节影像检测（CT）：
必要时复查，如有痛风石须加强复查。

主动学习相关知识

痛风患者对疾病或恐惧，或惊慌，或轻视，或误解，这些都与认知不足有关。因为不了解，才会产生各种错误的认知，影响心理状态，出现"不配合、不听话"的问题。既然患了病，不妨多读一些科普书籍，认真学习一下，对疾病有个全方位的认知和了解，让自己成为半个专家，做到心中有数，也是对自己的健康和生命负责。

出现痛风石该怎么办

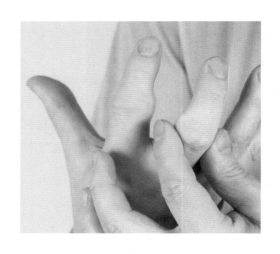

痛风石易致畸、致残

痛风石又称痛风结节，是尿酸盐结晶沉积过多后产生的皮下结节，硬如石头。

关节畸形及痛风石的形成，说明骨骼、软骨、关节已经受到破坏，其周围组织出现了纤维化和变性，是痛风病程进入慢性病变的标志。中医说痛风"久则蚀骨"，就是这种恶化情况，多见于痛风发病10年以上、尿酸长期控制不佳者。

痛风石常见于手指、足趾、耳轮、足踝、膝、肘等部位，也可发于各个部位的关节、皮肤、肌腱和滑囊周围。最初只有芝麻大小，呈黄白色大小不一的隆起，比较柔软，但随着逐渐长大，鼓起如鸡蛋大小的包，并越来越硬，直至坚硬如石。

初发的、微小的、单个的、柔软的痛风石对身体影响不大，但随着痛风石的变大、变多、变硬，

会造成关节活动障碍、肢体畸形，并伴随痛风发作次数增多，疼痛感较之前更加强烈。痛风石逐渐增大后，其外表皮肤可能变薄溃破，出现不同程度的感染，甚至形成瘘管，排出白色豆腐渣样的尿酸盐结晶物，经久不愈，变成一种长时间的折磨，给患者日常生活、心理及肢体功能造成巨大影响，最终还可能致残。

 ### 痛风石溃破怎么办？

痛风石一旦溃破流脓，一定要去医院治疗，小的清疮即可，大的应及时手术切除。切勿自行上药或自行挤压，否则，稍有不慎，就容易发生难以愈合的感染，增加痛苦。

痛风石能消除吗

如果痛风石新发或生长缓慢、微小、稳定、单个或累及关节少、柔软、无异常分泌物，这种情况建议保守治疗，无须手术。如能及早进行降尿酸治疗，这类轻中度的痛风石是可以溶解消除的。尿酸降低可促进尚未硬化的痛风石内尿酸盐晶体溶解，经血液循环再由尿液排出，从而消除痛风石。

但对于体积大、时间久、数量多、已经发生纤维化和钙化变硬的痛风石，一般比较顽固，很难通过药物消融了。

有以下情况者，建议手术治疗。

☑ 痛风石生长迅速，直径大于1.5厘米，累及关节数超过4个，关节有异常分泌物，有侵袭性团块或结缔组织破坏。

☑ 痛风石导致严重的慢性痛风性关节炎，出现肢体畸形，并引起功能障碍而影响日常生活。

☑ 痛风石溃破，经久不愈，窦道形成，豆腐渣样物质渗出或伴有不同程度的感染。

☑ 痛风石压迫神经，出现压迫症状。

☑ 特殊部位的痛风石（如心、眼、脊柱等）影响机体功能。

做好预防和自我保护

血尿酸水平越高，持续时间越长，越易出现痛风石，且痛风石形成速度随肾病的严重程度而升高。由此可见，痛风石只能以预防为主，关键还是要积极降尿酸，防止痛风石继续发展。

如果已经出现小的痛风石，最好在严格控制饮食的基础上，服用降尿酸药物，将尿酸控制在300μmol/L以下，有助于溶解已有痛风石，减少新发，减轻痛风石症状及肾损害。

在日常生活中要特别注意患处皮肤的养护，注意保持清洁干爽，避免过度活动或磕碰刺激，避免机械性外伤，避免寒冷，这些都是非常必要的自我保护措施。此外，还要经常观察痛风石有无异常和大小变化，监控病情发展。

不同季节的防护

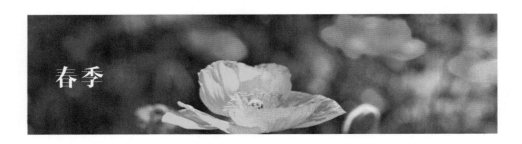

春季

春季应避风邪，慢减衣

春季天气乍暖还寒，忽冷忽热，变化无常，常有"倒春寒"现象。此外，春季风邪偏盛，人体易感风邪而致病，有宿疾者也容易旧病复发。

痛风患者要注意避风保暖，不要太早脱去冬装，"春捂"的说法是有道理的，应慢慢减衣。

春季出门时宜穿厚实的风衣、皮衣或夹克，避风效果最好，不要穿容易透风的毛衣或针织类服装，不要过早裸露肌肤。早晚温差较大时，出门最好随身携带一件便携、防风、速干的长袖外套，以应对各种天气变化。

北方春天多有大风扬尘天气，应多防风寒，而南方春天梅雨多湿，应多防寒湿。

春季多运动，好减肥

春季人体阳气生发，气血旺盛，身体状态最有利于运动。痛风患者最好多到户外锻炼或游玩，增加活动量，提高代谢能力。需要控制体重者，此时多运动效果特别明显，是减肥的大好时机。

春季要控制好情绪

春季与肝相通应，人体的肝阳之气旺盛，容易出现亢奋、易怒、急躁、激动等情绪，原有肝病、心血管疾病者也容易复发或加重。痛风兼有高血压等合并症者一定要注意控制好情绪。

喝些降压去火的花草茶，可以起到疏散风邪、平抑肝火的作用，如菊花茶、茉莉花茶、玫瑰花茶、白梅花茶等，都特别适合春季饮用。

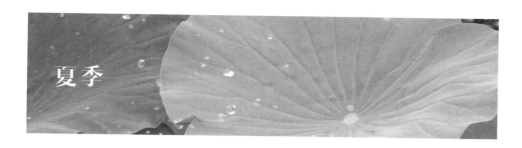

夏季

小心空调诱发痛风

夏天空调的温度太低容易诱发痛风发作。因此，痛风患者最好少用空调，开空调时，温度应调至28℃以上。尤其夜里不要开空调睡觉，夜间痛风最容易发作。公共场所往往空调温度很低，如果经常出入这样的地方，最好带件长袖薄外套，且要穿过膝的裤子或裙子，不穿露趾凉鞋。

适当出汗，注意补水

夏天适当出汗对身体是有好处的。不要因为天气热、怕出汗，就不再运动，可以利用早、晚天气凉爽时外出锻炼，也可以在室内锻炼。但要注意，出汗太多时一定要多补水，否则小便太少不利于尿酸排泄。此外，运动出汗后，千万不要吹空调或电扇，穿速干运动服装可避免出汗后着凉。

不要贪凉饮冷

天气一热，人们常常吃各种冷食，喝冰饮，如冰镇西瓜、冰淇淋、雪糕、冰果汁、冰啤酒等。吃喝的时候一时爽快，可身体受寒的后果可要想清楚。痛风患者再热也要记得吃温热的食物，如果是刚从冰箱里取出来的食物，需加热或放置一段时间后再食用。

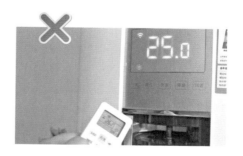

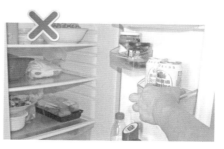

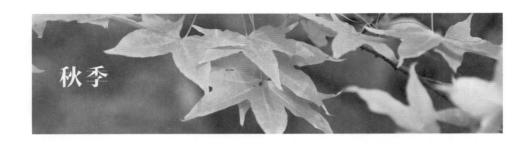

秋季

不要"秋冻"，及时加衣

一般人可以"春捂秋冻"，对于痛风患者，春捂可行，秋冻可不行！随着天气转凉，应及时增添衣物，尤其是下半身的保暖非常重要。老老实实穿上秋裤，膝盖部位最好添加护膝保暖，脚踝部位不要裸露。破洞牛仔裤、露脚踝的九分裤，不管有多时髦，也不要穿。

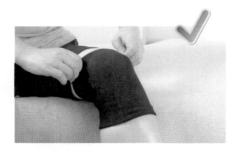

小心秋燥，主动饮水

秋季气候干燥，人体容易被燥邪所伤而出现口干、口渴、鼻咽干燥等问题。因此，秋季要加强饮水，保证每天2500毫升以上的饮水量，以促进尿酸及时排出。

控制饮食，莫忘忌口

秋季是丰收的季节，各种食物异常丰富。痛风患者一定要注意管住嘴。

一要少吃水产品。秋季鱼虾最鲜美，蟹黄最肥厚，水产品最丰盛。水产品多为中或高嘌呤食物，痛风者要做好自控，能少吃就尽量少吃。

二要少吃肉类。天气一凉，人的食欲也旺盛起来，"秋风起，进补时"，无论南北方，都有秋季进补的传统，而进补的主要食材，北方以牛羊肉为主，南方则以鸡鸭鱼为主，且多煲汤。这些高嘌呤食物吃多了，容易诱发痛风发作。

痛风患者在秋季应多吃滋阴润燥的蔬菜、瓜果，如百合、莲子、莲藕、荸荠、梨等低嘌呤食材，既能生津润燥，又能降尿酸、降血脂、降血压，对预防痛风及多种合并症均有利。

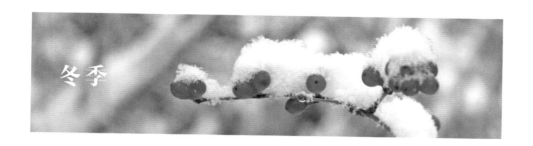

冬季

控制热量摄入，严防酒肉过度

由于冬季寒冷，人体热量消耗大，容易多吃一些高热量、高脂肪的食物，如动物肉、动物内脏等。在进食方式上，火锅、煲汤、烧烤都是主打。天冷时喝酒可以暖身活血，起到御寒作用。再加上冬季节日密集，各种聚会宴请不断，一不小心就会酒肉过度，热量超标。

以上这些对于痛风患者都是安全隐患，需严加防范。应根据自身尿酸控制情况，尽量少吃，该忌口时要忌口。

保证室内温度

北方冬天室内有暖气，还比较好过，而南方的冬天，室内阴寒湿冷可能比室外更甚，容易诱发痛风。此时，应利用各种取暖设备，如空调、电暖气等，以保证室温不低于20℃，切勿受寒，尤其是夜间睡觉一定要保证室温。

坚持运动，注意安全

冬季应坚持运动。天冷以后，人的体重有增长趋势，不少人喜欢宅在家里，懒得出门运动，这使得本来就循环代谢不良的身体更加瘀滞，对改善痛风体质非常不利。

如果天气寒冷或有冰雪时，不适合外出运动。一是寒冷容易诱发痛风，二是户外有冰雪时容易滑倒引起关节受伤，也是痛风的危险因素。所以，不建议痛风患者在严寒时参加户外运动，尤其是冰雪运动。

严寒时可加强室内运动，如跑步机、哑铃练习、太极拳、八段锦、瑜伽、踢毽子等。

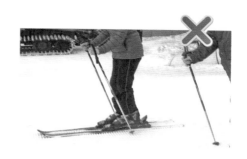

膝关节的养护细节

膝关节是痛风易发部位

膝关节是痛风容易发作的部位。有些人是足趾先痛，多次发作后会发展到膝关节痛，也有些人直接就是膝关节痛。

膝关节痛风发作时要避免任何弯曲和负重，待关节疼痛缓解72小时（3天）后，再逐渐开始活动。但此时，膝盖往往是伸不直，也弯不了，膝盖内有积液，恢复起来比其他部位的关节要慢，下地走路常会感觉麻木、一瘸一拐的。

更糟糕的是，一旦膝关节痛风发展为痛风性滑膜炎，患者就要做好打"持久战"的心理准备。相较于痛风急性关节炎，痛风性滑膜炎病程更长，部分患者病情可反复迁延达半年以上，且容易复发。

因此，膝关节薄弱者以及有痛风发作史者，都要重点养护好膝关节。尤其是超重或肥胖者，本身膝关节承重就很大，容易出现损伤，更要小心防护。

生活中养护膝关节的宜忌

肥胖及膝关节有痛风史者，在日常生活中应避免伤害膝关节的动作。以下宜忌可供参考。

1 不要跑步，可以走路（也不要走太长），可以骑自行车。

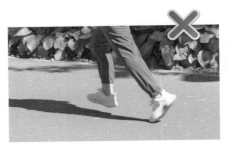

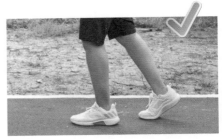

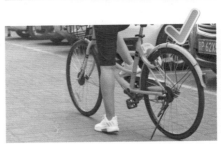

2 可以走平路，尽量不要走陡坡、登山。

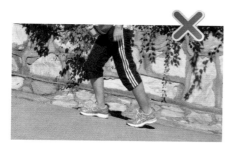

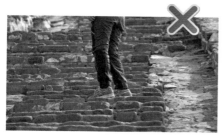

3 上下楼乘坐扶梯或电梯，尽量不爬楼梯，尤其是负重爬楼。

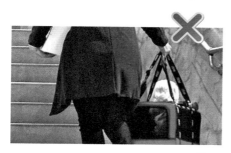

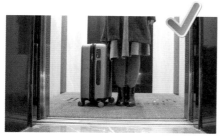

4 可以慢速浅蹲，不要深蹲或做下蹲运动，更不要深蹲搬重物。

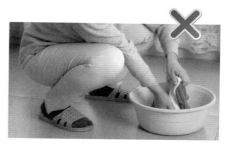

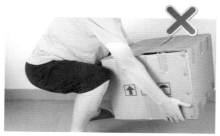

5 使用坐便器，尽量少用蹲坑，尤其是长时间排便。

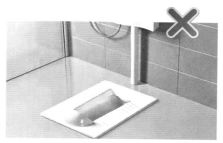

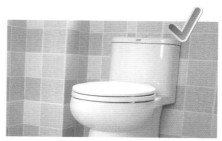

护理好足部

足部是养护的重中之重

　　足部是痛风发作的常见部位，也往往是最先累及的部位，尤其是大脚趾、脚踝、足背、足跟处。因此，足部保养是重中之重，日常应特别注意足部的保暖、清洁、舒适，尤应避免磕碰导致破损、皮肤感染等。

每天的足部护理程序

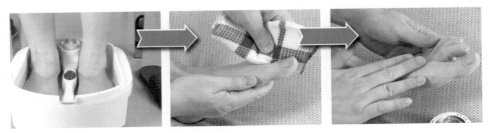

　　每晚用温水泡脚10分钟，可保持足部皮肤清洁，暖身驱寒，促进局部血运，避免尿酸盐结晶在脚部沉淀。泡脚水温不宜超过40℃。水过热易烫伤皮肤，足部肿痛期间更为不宜。太凉则易使尿酸盐结晶凝聚而诱发痛风，即便在夏季，也不要用凉水洗脚。

　　洗完脚后，用柔软吸水的毛巾擦干水，脚趾缝间尤其要擦干。有些人夏天洗完脚，习惯不擦就直接穿脱鞋，自然晾干，这样做有很大隐患。一方面，脚部长时间处于潮湿状态，易生脚癣，另一方面，一旦遇到风寒时，容易受风寒而诱发足部痛风。

　　仔细检查双脚，观察是否有异常，如局部红肿热痛、皮肤破损、感染、水疱、脚垫、脚癣等。如有异常，应及早处理，避免小痛拖成大痛。天气寒冷干燥时应在足部涂抹一些护肤品，保持足部皮肤柔软，防止干燥裂口，也能起到一定的防寒保护作用。

生活中养护足部的宜忌

1 宜穿平跟或低跟、软底、圆头宽松、包住脚趾和后跟的布鞋或运动鞋，少穿高跟、尖头、硬质、露脚趾及脚跟的鞋。

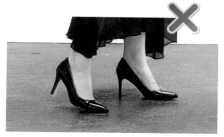

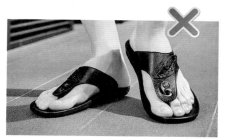

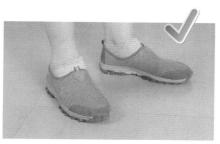

2 不要在室内外赤足行走，避免脚部损伤。在室内木地板上行走时，要穿袜子或袜套，不走石子路，不赤脚踩沙滩。

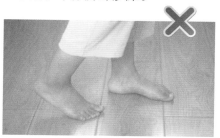

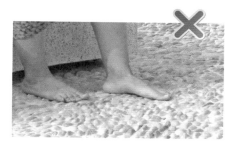

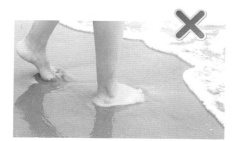

3 在运动或外出活动时要特别防护足趾和脚踝部位，戴上保护套可避免劳损及受伤，此处有痛风发作史者尤甚。

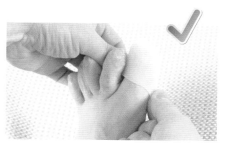

外出旅行，
如何防痛风发作

　　痛风患者可以和正常人一样外出旅行，但旅行会打乱日常生活规律，且途中多有气候变化、疲劳、饮食不调等问题。为了预防发病，痛风患者要做更多的准备，加强自我保护，以免一些不良因素诱发痛风。

出游前做好准备

1 出游前，先做身体检查，确保心脏、肾脏、尿酸等状况稳定，出行途中没有危险。

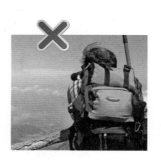

2 尽量选择轻松的短途旅游，少去长线、多地、日程紧张劳累、野外探险、长时间自驾等路线，少去高寒地区。

3 了解出行途中要乘坐哪些交通工具，所去地点的温度、气候情况，准备好合适的保暖衣物，以及高帮、厚底、轻便、舒适的鞋，保护好足趾和脚踝。

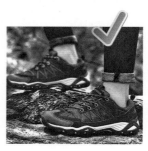

4 准备轻便、带轮子的拉杆旅行箱，不用沉重的双肩背包，以避免途中长时间负重。

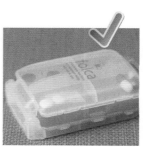

5 准备好日常服用的药物，并携带止痛药，一旦痛风发作，可及时服用。

出游途中自我保护

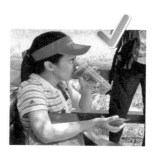

1 保证饮水，外出时带上足够的水，每2小时应小便一次，不能因上厕所不方便就憋尿，或干脆不喝水。

2 随身携带备用衣物，及时增减，切勿受寒，也要注意防晒，避免出汗过多。

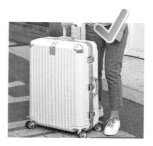

3 游览行程不勉强，感觉疲劳要及时休息，哪怕放弃一些计划景点。

4 避免来回搬动、托举沉重的行李箱，或长时间提重物行走，最好能拖拉行李箱行走。如没有电梯，需要自己提行李上楼梯时，最好请他人帮忙。

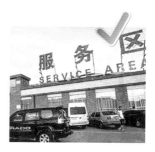

5 饮食清淡，蛋白质以鸡蛋、牛奶为主，多吃蔬菜，避免吃过多水产品、肉类，尽量不喝酒。

6 尽可能远离寒湿环境，避免脱鞋赤脚淌水、贪凉吹风、坐卧湿地、顶风淋雨，以免诱发痛风。

7 自驾游时，避免长时间开车，否则易造成下肢麻木、关节疲劳僵硬，应定时在服务区休息，最好有他人随行，可替换驾驶。慢性关节炎、手足有痛风石或关节僵硬者，为了安全，最好不要开车。

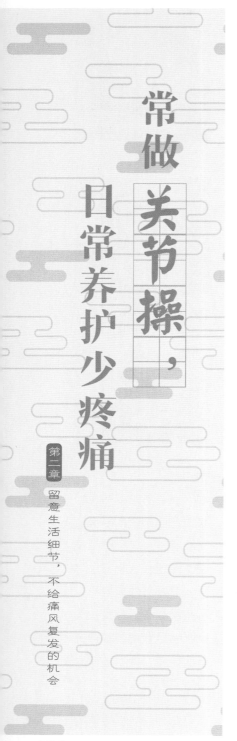

关节是易发痛风之处，也是痛风患者需要加强养护的部位。常做关节操可以促进关节周围组织的血液循环，加快代谢，减少尿酸盐结晶在关节组织的沉积，预防痛风性关节炎。关节操还能加强关节的灵活性，防治关节僵硬或挛缩，起到提高关节活动功能的作用。

手指关节操

① 双手紧握拳，然后用力伸展手指，要十指尽量向外拉伸，感觉稍用力。然后再握拳，再伸展，反复进行10~15次。

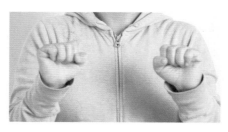

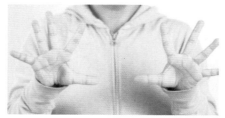

2 用拇指和食指逐一向外拉伸
另一手的每一根手指，每根手指
各拉10次。再分别揉捏每个手指
的指关节，力度适中。然后换手
再做。

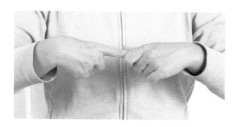

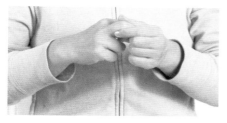

3 大拇指逐一与其他各指捏拢
成圆圈。每两指捏拢时，其他三
指尽量伸直，保持3秒钟。连做
10次。可以双手同时做，也可以
单手做完再换手做。

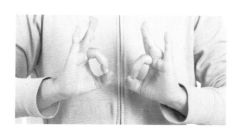

4 将每根手指朝关节弯曲的反
方向伸展，至极限处，保持3~5
秒钟，换手指再做。注意动作要
缓慢，不可勉强用力，有微酸感
即可。

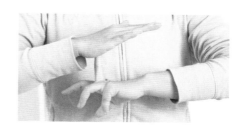

5 双手十指相对，左右手指的
指尖一一对应，用力按压。每次
3~5秒，有空就做。

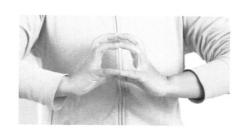

手指关节操没有任何时间、场
地限制，随时随地都可进行。常活
动指关节可预防痛风及痛风石，对
养护心血管也有利。

手腕关节操

1 上臂向前平举伸直，上下翻动手腕，尽量使手掌与手臂垂直，手指始终保持并拢伸直的状态。反复做20次。

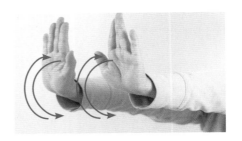

2 左手腕下翻，用右手掌的掌跟用力按压左手手背，到极限处，保持3秒钟。然后换手再做，保持3秒钟。反复做20次。

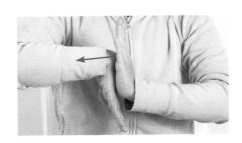

3 双手手掌相对，十指交叉相握，掌跟贴紧，左一下、右一下旋转手腕。反复做20次。

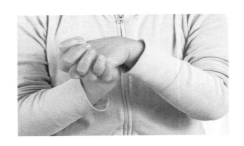

4 上臂向前平举伸直，手掌及手指垂直上翻，左右摇摆，呈划半圆、擦玻璃的姿势。反复做20次。

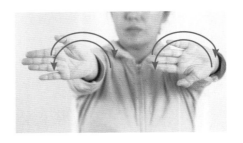

脚趾关节操

1 尽力将所有脚趾向外伸展张开，至极限处，保持3秒钟，放松再做。反复做10~20次。

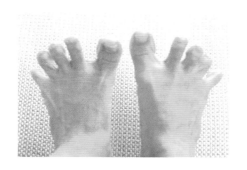

3 将大脚趾尽力向上翘起，其余四个脚趾向相反方向伸展，保持3秒钟，放松再做。反复做10~20次。

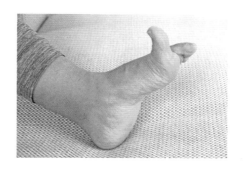

2 双脚脚趾一起用力向脚心处蜷缩，类似于脚趾抓地的动作，至极限处，保持3秒钟，放松再做。反复做10~20次。

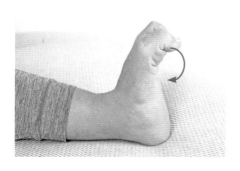

4 一手抓住大脚趾，另一手抓住其余四趾，将大脚趾向外侧拉伸，并缓慢来回旋转，反复做10~20次。然后换脚再做。

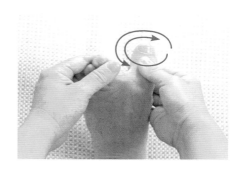

脚踝关节操

1 坐正，伸直双腿，上下翻转脚踝。脚尖先上勾，与小腿呈直角，再下压，保持平直。反复做20次。

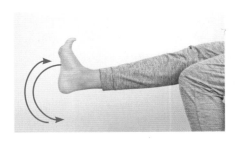

2 坐正，平举左腿，脚尖绷直，用脚尖在空中画圆，顺时针20次，逆时针20次。换脚再做。

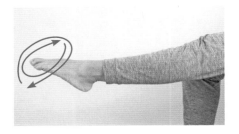

3 站立或坐正，脚尖点地不动，以脚后跟在空中画圆，顺时针20次，逆时针20次。换脚再做。

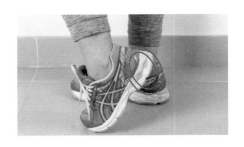

4 站立，踮起脚尖至极限处，小腿和膝盖绷直，再放下脚根，反复做20次。此动作也可锻炼下肢肌肉，改善血运。

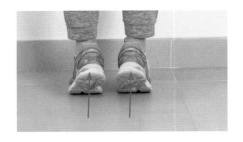

膝关节操

1 单腿站立，另一条腿先向前伸直，脚尖绷直，再向后弯曲，勾起脚尖。反复做20次。然后换腿再做。

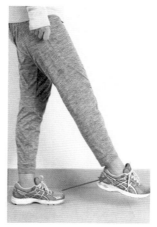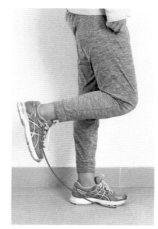

动作不要太剧烈，小腿向后抬高时要根据自身膝盖状况掌握幅度，膝关节活动受限、疼痛者最好扶着固定物做，以免摔倒。

2 站立，双脚分开与肩同宽，双膝微屈，双手扶住膝盖，先同时向内旋转20次，再同时向外旋转20次。

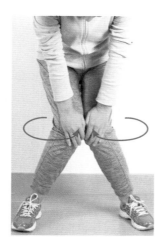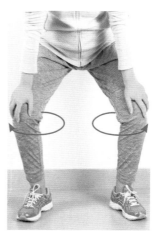

动作要和缓，下蹲幅度不宜过大，不宜深蹲。

3 仰卧，双腿自然伸直，在膝关节伸直状态下抬起15°左右，保持3~5分钟，放下放松一会儿后再做。每天10~20次。

膝关节发生痛风后的恢复期，也可做此动作，以促进恢复。此时患腿可单独做，且幅度要小，在能力范围内尽量抬起腿部，抬高10厘米即可，不要勉强，量力而行。

这个直抬腿动作可以锻炼腿部肌肉，尤其是股四头肌，能给关节更好的支撑，减轻膝关节压力。

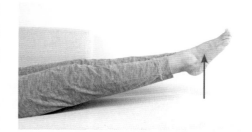

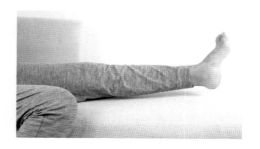

4 侧卧，下腿自然伸直，上腿在膝关节伸直状态下向上抬举，高度不限，保持3~5分钟，放下放松一会儿后再做。每天10~20次。

处于痛风恢复期者，做时宜减小幅度。健肢稍屈曲，患腿伸直，反复抬腿（10厘米即可）10~20次。待好转后再正常做。

这个侧抬腿动作可以锻炼腰、臀及腿部外侧的肌肉，对保护膝关节十分有益。

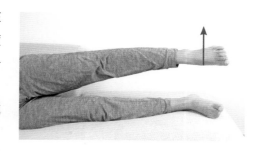

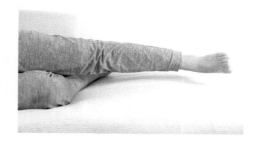

5 坐在床上，一条腿伸直，另一腿膝关节屈曲，双手放于小腿上，做向体侧方向的拉伸动作。每次保持5~10秒，反复做10~20次。然后换腿再做。

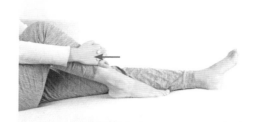

膝关节痛风恢复期者，在关节疼痛、水肿减轻之后，也可循序渐进地做此动作。时间、次数根据自身的恢复状况而定，不必勉强。

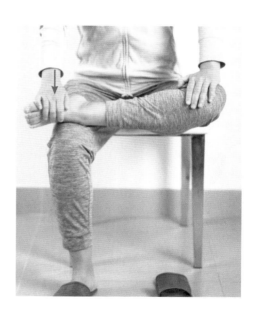

6 坐正，双腿自然垂放于地。将左腿弯曲，左脚踝搭在右腿膝盖上，左手放在左膝盖上，缓缓用力向下按压，反复做10~20次。然后换腿再做。

膝关节薄弱或膝关节痛风发作者往往因为怕痛，一直躺在床上不敢活动。其实，膝关节长期不活动，很快会发生腿部肌肉萎缩，使膝关节失去保护，变得不稳定，不仅会使症状加重，还不利于膝关节的康复。所以，待剧痛缓解后应力所能及地做些肌肉和关节锻炼，使膝关节的稳定性加强，改善局部血运和新陈代谢，从而缓解疼痛，改善功能，促进康复。

靠墙静蹲，
保护膝关节的最佳动作之一

　　《美国骨科医师协会骨科疾病诊疗教程》中指出：扶墙滑移训练（也称靠墙下蹲或靠墙静蹲）可作为膝关节家庭适能锻炼方案之一。靠墙静蹲主要是增强股四头肌的肌肉力量，既可保护膝关节，又能消耗脂肪，瘦身减肥，促进代谢，非常适合痛风患者日常保健。

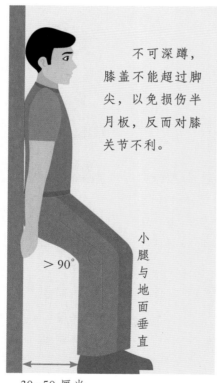

不可深蹲，膝盖不能超过脚尖，以免损伤半月板，反而对膝关节不利。

> 90°

小腿与地面垂直

30~50 厘米

1　背靠墙壁站立，双脚分开与肩同宽，足跟距离墙壁30~50厘米。

2　上身不要用力往后，也不要前倾，绷紧腹部肌肉，使腰背部平靠于墙壁，手贴扶墙壁。

3　缓缓下滑身体，呈半蹲姿势（最好避开引起明显疼痛的角度），保持10~20秒钟，始终保持小腿与地面垂直，膝盖不能超过脚尖，大腿与小腿之间的夹角大于90°。

4　根据自身体力状况自行调整静蹲时间。体力较好者宜每次10~20秒钟，然后起身休息1~2分钟，再重复进行，每天5~10次。

少量负重，可以增强关节锻炼效果

　　一般的关节锻炼都是徒手进行，如果想要加强锻炼效果，给关节更强一些的刺激，可以适当增加少量负重，以增强肌肉力量、提高关节承受力，适合中青年、体质好的痛风间歇期患者。

　　负重物以哑铃为最佳，双手握住哑铃，可以做腕关节操、膝关节操等，腿或脚腕上放上哑铃，可以做抬腿动作，锻炼膝关节。

　　负重太大容易使关节受伤，所以切记要小负重。哑铃以1~3千克为佳，不宜超过3千克。女性、老年人及关节功能不佳者一般适用1千克的哑铃，不宜加重。体质好的中青年男性可选择1~3千克哑铃，不宜超过3千克。

　　太重的哑铃应该避免，举重训练应禁止。

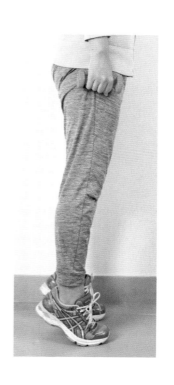

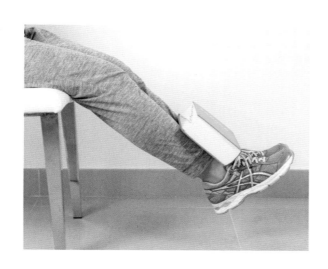

　　除了哑铃之外，大家还可以因地制宜，选择身边最方便的器物材料做道具，如盛满水的塑料瓶、厚重的书本等，以"小负重、不疲累"为原则。

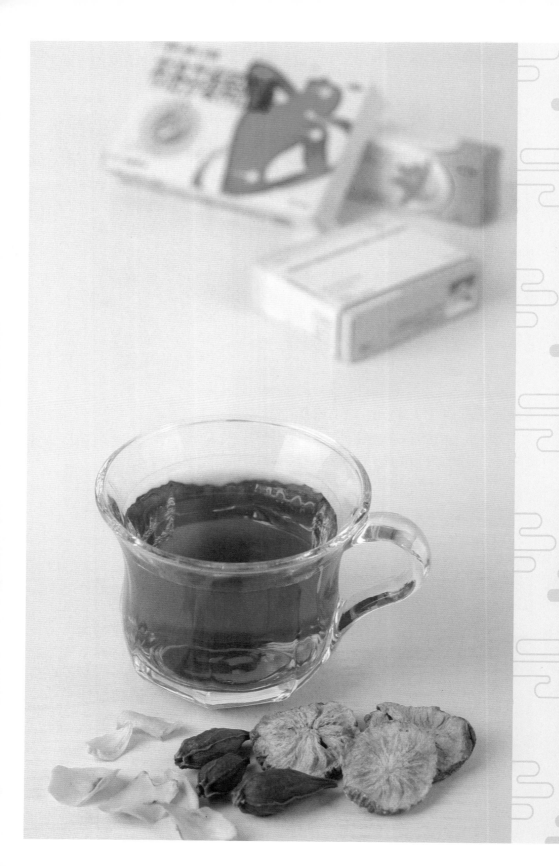

第三章 科学选用中西药，快速有效遏制痛风

在疾病控制不佳的情况下，不要拒绝药物治疗。不论中药、西药，合理使用、对症施治都可以延缓疾病发展。痛风患者应了解相关的药物常识，做到配合治疗、心中有数。

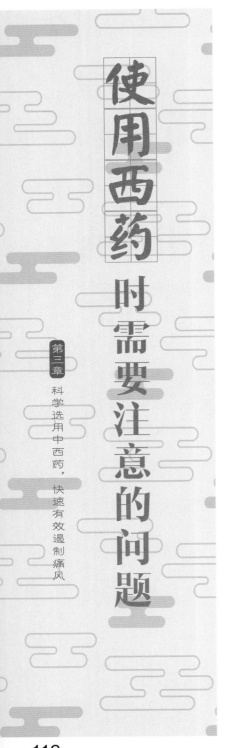

使用西药时需要注意的问题

慎用那些会引起尿酸增高的药物

某些药物会促进内源性尿酸生成，减少尿酸排出，从而使人体尿酸水平升高，痛风患者在用药时需特别注意。

如果是治疗痛风并发高血压、高脂血症等疾病时，应尽量避免使用以下药物。在治疗其他疾病时，痛风患者务必告知医生自己的尿酸水平及痛风史，医生会酌情调整用药。

 抗血小板药物：小剂量阿司匹林

阿司匹林对尿酸代谢具有双重作用：大剂量阿司匹林（大于3克/天）可明显抑制肾小管对尿酸的重吸收作用，使尿酸排泄增多；中等剂量阿司匹林（1~2克/天）则以抑制肾小管排泄尿酸为主；但小剂量阿司匹林（75~325毫克/天）可损害老年人肾功能和尿酸清除能力。痛风急性发作时，应避免服用小剂量阿司匹林。

小剂量阿司匹林尽管升高尿酸，但作为心血管疾病的防治手段不建议停用。医生会根据患者情况，权衡风险后决定用药方案。

抗结核药：吡嗪酰胺，乙胺丁醇，异烟肼

此类药物及其代谢产物与尿酸竞争有机酸排泄通道，减少尿酸排泄，从而引起尿酸升高。约有70%~80%服用吡嗪酰胺的患者出现血尿酸升高。

结核病患者如需长期服用以上抗结核药物时，可与利福平（可抑制尿酸吸收，加速尿酸排泄）合用来降低相关副作用。

利尿剂：袢利尿剂，噻嗪类利尿剂，含有利尿剂成分的降压药（如复方利血平）

几乎所有的利尿剂都可以导致高尿酸血症，但以袢利尿剂和噻嗪类利尿剂等排钾利尿剂最常见。此类药物会使肾小球对尿酸盐吸收增加，并可能通过减少近端小管的尿酸分泌，导致尿酸排泄减少，从而增高尿酸水平。痛风合并高血压者尤应注意。

降脂药：烟酸

约20%的烟酸用药者尿酸升高。烟酸对尿酸升高的影响是剂量依赖性的，应慎用于痛风或高尿酸血症患者。

维生素C

大剂量维生素C服用3~7天，尿中草酸盐含量可增加10倍，敏感患者可致高尿酸血症、痛风性关节炎或肾结石。

肿瘤化疗药：嘌呤拮抗剂如巯基嘌呤、硫唑嘌呤、硫鸟嘌呤等

该类药物可在肝内黄嘌呤氧化酶的作用下生成尿酸衍生物，偶可致高尿酸血症。

免疫抑制剂：环孢素

环孢素可减少尿酸的排泄，长时间使用，会使尿酸升高，痛风发生率升高。

痛风急性期
首先推荐非甾体消炎药

痛风急性发作时，推荐首先使用非甾体消炎药，以缓解患者的临床症状，减轻痛苦。

此类药物包括布洛芬、双氯芬酸、萘普生等。

非甾体消炎药的效果和不良反应均要比秋水仙碱小，在24小时内可明显缓解急性痛风症状。开始时剂量要足，症状缓解后要减量，疼痛消失则应停药，不可长期服用。

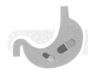 不良反应

消化道不良反应：如消化道溃疡、胃肠道穿孔、出血等。活动性消化道溃疡及出血患者禁用。为减轻反应，最好饭后服药，进食清淡软烂、易消化的食物，以保护胃黏膜。有肠胃溃疡者可遵医嘱服用保护胃黏膜的药物，以减少刺激。

发生心血管事件：合并心肌梗死、心功能不全者避免使用。

严重肾功能不良的患者必须遵照医嘱使用。

过敏体质者、哮喘患者慎用。

同类药物一般不应同时使用两种以上。切忌为了止痛而私自加量服药或同时服用两种功效相同的药物，以免增加不良反应。

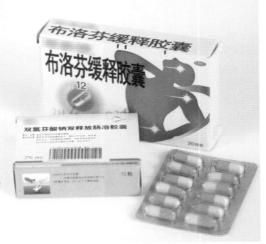

低剂量秋水仙碱，止痛防复发

痛风急性发作期，对非甾体消炎药有禁忌的患者，建议单独使用低剂量秋水仙碱（1.5~1.8毫克/天），其疗效较好，不良反应也较低。在痛风发作48小时以内用药效果更好，可数小时内见效。但此药没有降尿酸作用，对发作已经持续数天者疗效不佳，对慢性痛风治疗则无效。

秋水仙碱是从百合科植物秋水仙中提取出来的一种生物碱，只对痛风急性关节炎引起的疼痛有特效，而对其他关节炎（如风湿性关节炎、类风湿关节炎等）引起的疼痛无效，是用于痛风止痛的传统特效药。

目前，秋水仙碱主要用于预防痛风发作。多用于经常痛风发作的患者或在降尿酸治疗初期，小剂量预防性使用秋水仙碱至少3～6个月，可减少痛风的急性发作，安全性高，耐受性好。若不再发作，可逐渐停用，不可长期使用。

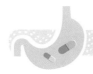 不良反应

消化道不良反应：如恶心、呕吐、腹痛、腹泻等，随着剂量增加而加重。高剂量秋水仙碱（4.8~6.0毫克/天）止痛效果好，但胃肠道不良反应较多，容易导致患者因不良反应而停药。

肝、肾损害：少数患者会出现转氨酶增高等肝功能异常，或少尿、血尿等肾功能异常。

年老体弱者、严重心肾功能不全者均应慎用。

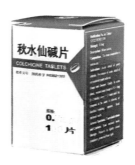

痛风不是普通发炎，切忌乱用消炎药

痛风引起的关节痛和其他原因引起的关节痛，虽然表面上看都是红肿发炎，但发病机理各异，完全不是一回事。因此，在药物的选择上也完全不同，一定要对症用药和治疗。

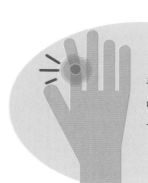

手指又肿又痛，吃点上次感冒剩下的消炎药吧！

痛风性关节炎

由尿酸盐结晶沉淀在关节周围引起，为无菌性炎症，不是细菌感染。

普通的发炎

由细菌感染引起，需要抗生素等消炎药控制感染。

如果是痛风急性发作引起的关节疼痛，使用抗生素等消炎药对缓解疼痛没有一点作用，反而耽误了最佳治疗时间，白白增加痛苦。且抗生素类药物不可滥用，用不对更是有害无益。

怀疑关节疼痛是由痛风引起，但疼痛原因又难以确定时，可先口服秋水仙碱，进行试验性治疗。如果服用以后，疼痛减轻，说明是痛风引起，可继续服用。如果服用后没有止痛效果，可考虑其他原因引起的关节疼痛。

急性发作期
不宜加用降尿酸药物

降尿酸药

非甾类、秋水仙碱
等消炎镇痛药

痛风发作期必须停用降尿酸药

痛风发作时，必须停用别嘌醇等影响代谢的降尿酸药物。一般应在急性痛风发作平息至少2周以后，再开始使用降尿酸药物。

大多数痛风发作与血尿酸水平变化速率有关。临床观察发现，在急性发作期用"消炎镇痛药+降尿酸药"联合治疗者，不乏出现转移性痛风或关节症状不愈的情况。

这是由于降尿酸药可促进痛风石的溶解，使关节组织释放出尿酸盐结晶，导致关节腔内的尿酸浓度显著升高，可能会加重痛风或延长痛风发作的时间。

使用降尿酸药物期间
可加用秋水仙碱

有些患者痛风发作过后，经过降尿酸治疗，血尿酸水平明显下降，却仍然出现短期内痛风反复发作的情况，这又称为"转移性痛风"，在使用降尿酸药初期比较多见。

这是由于血尿酸水平有所下降，而关节腔内因大量尿酸盐晶体被溶解，尿酸含量升高，从而诱发痛风急性发作。要达到关节内外血尿酸水平的平衡，需要1~3个月时间。这段时间过后，关节内外尿酸水平基本一致，再继续服用降尿酸药物，才能使整体尿酸水平平稳地降下来，痛风发作自然会减少。

"转移性痛风"属于治疗过程中的小插曲，从长远来看，这有利于关节周围组织中尿酸盐、痛风石的清除，对关节修复是有利的，但为了减轻患者痛苦，还是最好避免。

要想预防"转移性痛风"，可在缓解期降尿酸治疗时，同时服用小剂量秋水仙碱，防控复发的作用较好。

间歇期的降尿酸用药

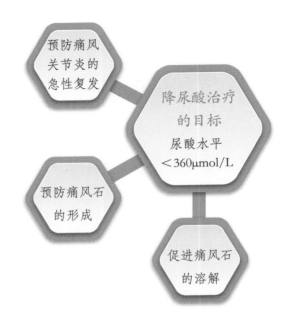

预防痛风关节炎的急性复发

降尿酸治疗的目标 尿酸水平 <360μmol/L

预防痛风石的形成

促进痛风石的溶解

对急性痛风关节炎频繁发作（每年发作超过2次）、有慢性痛风关节炎或痛风石的患者，建议进行降尿酸治疗。将患者血尿酸水平稳定控制在360μmol/L以下，有助于缓解症状，控制病情。

一般在急性痛风发作平息至少2周以后开始使用降尿酸药物。从小剂量开始，逐渐加量。由于痛风是一个慢性病，一般需要长期服用，甚至终身服用。

抑制尿酸生成的药物

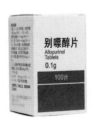

别嘌醇

别嘌醇是痛风患者降低血尿酸的首选药物，它通过阻断黄嘌呤氧化过程，起到抑制尿酸生成的作用。但其不良反应大，如皮肤反应、发热、胃肠道反应、肝肾功能损害、骨髓抑制等，尤其是肾功能不全者慎用。

使用别嘌醇时，应从低剂量开始，肾功能正常者起始剂量为0.1克/天，肾功能不全时剂量应更低，逐渐增加剂量，密切监视有无不良反应。

别嘌醇的不良反应与基因有很大关系，在白种人中不良反应较小，但对于我国以及韩国、泰国等亚洲人，不良反应较大，甚至有死亡危险。因此，在用药前必须先做基因检测，在使用剂量上也与白种人有差异。

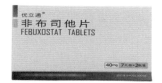

非布司他能够通过非竞争机制与黄嘌呤氧化酶结合，从而抑制尿酸生成。在降低尿酸的有效性和安全性方面，较别嘌醇更具优势，适合别嘌醇治疗不达标或不能耐受、有禁忌的痛风患者，尤其适用于轻中度肾功能不全的患者。

此药使用不当，可能会引起恶心、皮疹、肝功能损害，甚至诱发痛风发作，一定要遵医嘱服用。

促进尿酸排泄的药物

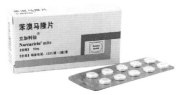

苯溴马隆可促进尿酸排泄，是强效排酸药，在有效性和安全性方面优于其他排酸药物，也最为常用。此药通过抑制肾小管对尿酸的重吸收，从而促进尿酸的排泄，降低尿酸水平。

使用苯溴马隆应从低剂量开始，治疗过程中增加饮水量以碱化尿液，避免与其他肝损害药物同时使用。

此药适合尿酸排泄减少和别嘌醇不能耐受或有禁忌者，肾功能正常或轻度受损者也可以使用，但尿酸性肾结石患者和重度肾功能不全者慎用。

慢性肾功能受损会影响降尿酸药物的半衰期和排泄时间，进而降低药物的有效性和安全性。因此，对合并慢性肾脏疾病的痛风患者，应先评估肾功能，选择对肾功能影响小的降尿酸药物，并定期检查肝肾功能，监控各类不良反应。

碱化尿液有助于防痛风

正常尿液呈弱酸性，pH 约为 6.5。若尿液酸性偏高，pH 小于 6.0 时，会促使结石生成。所以，在降尿酸治疗的同时，特别是服用促进尿酸排泄药者、已经形成尿酸性结石者以及尿酸水平超过 560 μmol/L 者，建议服用碱化尿液的药物，以增加尿酸溶解度，防止结石形成。

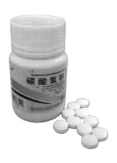

碳酸氢钠也叫小苏打，是最常用的碱性药物。它不能降尿酸，主要作用是碱化尿液，将尿液酸碱度维持在 6.2~6.9，提高尿酸盐在尿液中的溶解度，防止尿酸盐在关节和肾脏部位沉积。此药适合慢性肾功能不全合并高尿酸血症或痛风者。

此药服用后会在胃内产生二氧化碳，易引起嗳气、胃酸增多、胃痛等不适，且服用时不宜与大量牛奶及奶制品同服。高血压、心力衰竭、水肿者也不宜服用。

碱化尿液也不宜过度，尿液pH大于7.0时过于碱化，易发生钙盐结石（另一种肾结石）。

兼有降尿酸作用的其他药物

很多痛风患者合并有高血压、高脂血症、糖尿病等其他疾病，而一些治疗上述类疾病的药物也能起到辅助降尿酸的作用，可以说是"一举两得"。

二甲双胍	阿托伐他丁	氯沙坦，氨氯地平
降血糖，降尿酸，适合痛风合并糖尿病者。	降胆固醇，降尿酸，适合痛风合并高脂血症者。	降血压，降尿酸，适合痛风合并高血压者。

间歇期治疗痛风可联合用药

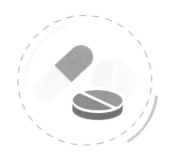

在痛风间歇期，医生会根据患者具体情况，有针对性地使用不同种类的降尿酸及其他药物。如果单用一种药物降尿酸效果不好，尿酸顽固居高不下，也可以联合用药。联合用药主要有以下类型。

1 抑制尿酸生成药 ➕ 促进尿酸排泄药

如：别嘌醇+苯溴马隆。适合尿酸偏高者、痛风发作频繁及有痛风石者。

2 两种抑制尿酸生成药合用

如：别嘌醇+嘌呤腺苷酸化酶抑制药，作用大于单用别嘌醇。但别嘌醇不可与非布司他联合应用。

3 抑制尿酸生成药 ➕ 双重功能的药物

如：非布司他+氯沙坦。适合痛风或高尿酸血症合并高血压患者。

4 降尿酸药 ➕ 碱化尿液药

如：别嘌醇+碳酸氢钠。适合尿液pH小于6.0，尿酸水平偏高者。

5 降尿酸药 ➕ 抗炎止痛药

如：别嘌醇+低剂量秋水仙碱。适合降尿酸初期，预防痛风反复发作。

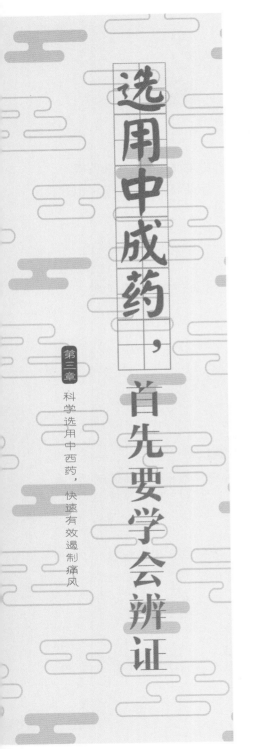

选用中成药，首先要学会辨证

第三章 科学选用中西药，快速有效遏制痛风

中药调体质，适合才有效

中医里没有与"痛风"完全对应的病名。中医古籍中与"痛风"相近者，最早见于东汉张仲景的《金匮要略》，名之为"历节"。"历节"又名"历节风""白虎历节风""足痹"等，属于中医"痹病"的范畴，与西医学的"痛风"概念有共通之处，但并不完全相同。

对于高尿酸血症，中医认为多属于"湿热""膏浊""痰瘀"阻滞等问题。治疗应以利水除湿、化浊祛瘀、清热化痰为主。

痛风急性期，多属于风湿热痹范畴，应以祛邪扶正为原则。一方面，要清热泄浊、祛风除湿、化瘀通络，以缓解疼痛，促进排毒，阻止病情发展；另一方面，要注意扶持正气、养护脾肾。

而在痛风的慢性期则多有脾肾阳虚、肝肾阴虚等虚损状况。在治疗时多应注意健脾益气、补益肝肾。

中医治疗强调"治未病"，在病情还不严重时，最好先用中药调理，可改善不良体质，延缓病情发展。如果病情严重，在服用西药时，也可以辅助中药调理，有助于加强疗效，并减轻西药的不良反应。

痛风的常见证型

中医强调"辨证施治"，要根据每个人的体质状况，结合病情开具药方。根据临床常见症状，痛风主要分以下几种证型。

	湿热痹阻证	风寒湿痹证	痰瘀痹阻证	肝肾亏虚证
病因	多因嗜食肥甘油腻而致湿热内聚，闭阻经络	多因风、寒、湿邪侵袭经络，致气血瘀滞	多因平素体虚，痰瘀互结，阻滞经络	多因久病劳伤，肝肾亏虚，虚寒内生或虚热内扰
主要症状	病位以下肢为主，关节红肿热痛，发病急骤，或伴有发热、口渴、心烦、小便短黄	关节肿痛，屈伸不利，或见皮下结节、痛风石。风邪偏胜则关节游走疼痛；寒邪偏胜则关节冷痛剧烈，痛有定处；湿邪偏胜则肢体关节重着疼痛，痛有定处，肌肤麻木	关节疼痛反复发作，时轻时重，或呈刺痛，固定不移，关节肿大，甚至强直畸形、屈伸不利，皮下结节，或皮色紫黯	关节疼痛反复发作，日久不愈，甚至关节变形、屈伸不利，腰膝酸痛，易疲劳，形寒肢冷或面色潮红
治则	清热利湿，通络止痛	祛风散寒，除湿通络	活血化瘀，化痰通络	补益肝肾，除湿通络
方药	白虎桂枝汤 薏苡仁汤 四妙丸	薏苡仁汤 防风汤 附子汤	血府逐瘀汤 桃红四物汤	独活寄生汤 杞菊地黄汤

辨证选择中成药

中医用药因患者情况而异，每个医生的经验、治法、用药习惯也不尽相同。如需中药调理，最好还是找有经验的专业中医师开具药方。

如果不方便服用汤药，也可以选择中成药。首先要了解自身的疾病类型（见上页），然后要对药物的主要成分、功效、主治等有所了解，"对症"才能见效。

中成药也应由专业医生开具，不要自行随意买药服用。

痛风舒片

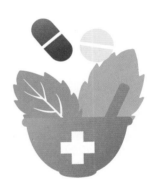

【主要成分】大黄、车前子、泽泻、川牛膝、防己。

【功效】清热，利湿，解毒。

【主治】用于湿热痹阻所致的痛风。

痛风定胶囊

【主要成分】秦艽、黄柏、延胡索、赤芍、川牛膝、泽泻、车前子、土茯苓。

【功效】清热祛湿，活血通络，定痛。

【主治】用于湿热痹阻所致的痛风，症见关节红肿热痛，伴有发热、口渴心烦、小便黄、舌红苔黄腻、脉滑数者。

四妙丸

【主要成分】苍术、牛膝、黄柏（盐炒）、薏苡仁。

【功效】清热利湿。

【主治】用于湿热下注所致的痛风，症见足膝红肿、筋骨疼痛。

杞菊地黄丸

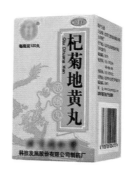

【主要成分】枸杞子、菊花、熟地黄、酒萸肉、牡丹皮、山药、茯苓、泽泻。

【功效】滋肾养肝。

【主治】用于肝肾亏虚的痛风者。

虎杖痛风颗粒

【主要成分】虎杖、羌活、全当归、茵陈、黄柏、苍术、茯苓、猪苓、泽泻、川牛膝。

【功效】清热利湿、活血通络。

【主治】用于痛风急性发作期。

复方伸筋胶囊（苗医）

【主要成分】虎杖、伸筋草、路路通、香樟根、飞龙掌血、鸡血藤、茯苓、泽泻、透骨香、牡丹皮、山茱萸、山药、淀粉。

【功效】清热利湿，活血通络。

【主治】用于湿热痹阻所致的关节红肿、热痛、屈伸不利等症。

痛舒片（彝医）

【主要成分】七叶莲、灯盏细辛、玉葡萄根、三七、珠子参、栀子、重楼、甘草。

【功效】活血化瘀，舒筋活络，化痞散结，消肿止痛。

【主治】用于风寒湿痹、血瘀痰凝所致的风湿性关节痛、肩周炎、痛风性关节痛等。

治痛风的常用中药材

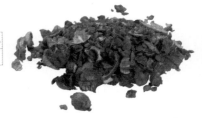

大黄

泻下攻积，清热泻火，凉血解毒，逐瘀通经，利湿退黄。可抑制尿酸生成，并能抑菌消炎，缓解痛风发作时的关节炎症反应。

薏苡仁

利水渗湿，健脾止泻，除痹，排脓，解毒散结。有促进尿酸排泄、利尿降压等作用，可用于痛风各期。

独活

祛风除湿，通痹止痛。用于风寒湿痹，尤其擅长治下肢痹痛、腰膝酸痛、两足痿痹、屈伸不利等症。

车前子

利尿通淋，渗湿止泻，明目祛痰。常用于水湿停滞所致的水肿、小便不利。可降尿酸，抑制肾结石及痛风石的形成。

苍术

燥湿健脾，祛风散寒，明目。用于祛湿，治痹证湿盛。可降尿酸，缓解痛风性关节炎。

虎杖

祛风利湿，散瘀定痛。用于关节痹痛、湿热黄疸、痈肿疮毒等。有一定的降尿酸作用。

土茯苓

解毒，除湿，通利关节。可促进尿酸排泄，并有抗炎及调节免疫作用，可用于痛风急性发作期肢体拘挛、筋骨疼痛者。

栀子

清热，泻火，凉血，是治热病良药，可治热淋、出血、热毒疮疡、扭伤肿痛等。可促进尿酸排泄。

萆薢

利湿去浊，祛风除痹。用于风湿痹痛、关节不利、腰膝疼痛。能增加尿酸排泄，兼有消炎作用，可用于急性痛风关节炎。

不急于求成，不听信谣言

没有根治痛风的特效药

痛风是一种反复发作的慢性病，不论中西医，都只能控制病情发展，尽量减少发作次数，避免出现严重的并发症，但很难根治。很多患者在药物控制下，尿酸水平已经正常，但仍不能排除反弹、复发的可能，所以，治疗痛风是一场"持久战"，不能急于求成。

如果有的药物在宣传时，声称自己是可以"根治痛风、永不复发"的"特效药"，一定要谨慎对待，不要轻信。

中药也有副作用

很多人觉得西药的副作用较大，担心不良反应，特别抵触西药。而觉得中药一定副作用小，可以放心吃。其实，长期服用中药，如果不对症，也会出现一定的肝肾损害。

正规治疗，不受蛊惑

不论西医、中医治疗，都应去正规医院，服用由专业医生开具的药品。在看病时，要告知医生自己服用的所有药物（包括中药），因为有些中成药里也含有部分西药成分，在剂量上需有所调整。

切忌听信网上谣言、朋友圈推荐等难以核实的信息，去购买和擅自服用各类药物和保健品，延误治疗，徒增痛苦，小病拖成大病，悔之晚矣！

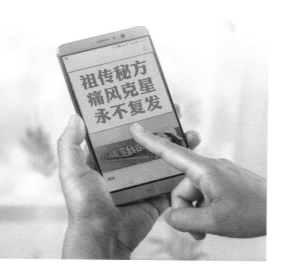

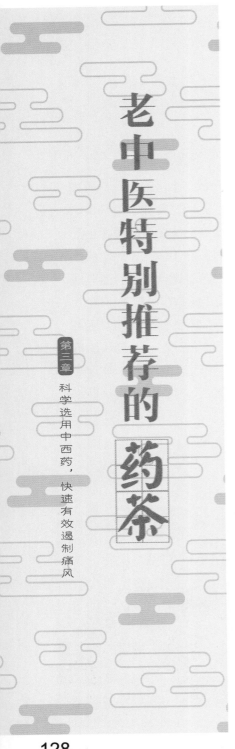

老中医特别推荐的**药茶**

"药茶"代水是保健良方

　　痛风患者日常要多饮水，能帮助尿酸排泄，起到降尿酸的作用。如果在水中加些中草药泡饮，以药茶代水，既能补水，又能降尿酸，防复发，可谓一举多得，特别适合痛风患者。

　　在日常泡饮中，我们推荐一些比较温和、安全的中药材及药食两用材料，剂量也不大，只要对症，一般都可以长期服用，没有太大副作用。这些药茶不是汤药，而是作为保健茶饮，可以起到调理体质、预防疾病的作用。

　　药茶在泡饮时主要有以下的方法。

直接冲泡法

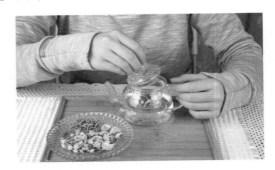

　　将药食材料置于带盖的茶壶或茶杯内，冲入足量的开水，加盖闷泡5~15分钟后，倒出代茶饮用。

　　此法适合比较轻质、不耐久煮的材料，如菊花、薄荷、柠檬等。

煎煮法

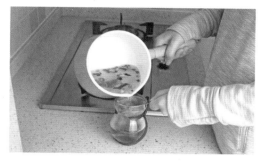

先在锅中倒入适量水，大火煮沸；放入药食材料（尽量切小块），转小火；煮至材料舒展，汤汁颜色变深，其特有的味道散发出来即可；关火倒出，过滤取汁，代茶饮用。

一般以植物的根、茎、皮、果仁等坚韧部分为原料时，多用煎煮法，可以令其有效成分充分溶出，增强药效。

自制小茶包，药茶随身带

需要每天外出工作的人，不妨自制一些小茶包，走到哪儿带到哪儿，随时都能喝上保健茶！

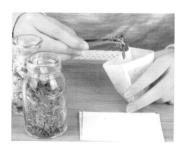

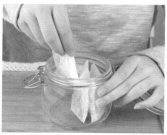

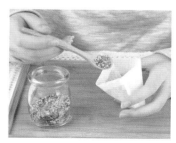

准备干净的小茶包（超市、网店均有售），将各种药食材料按一定比例搭配好，装入茶包中。

将茶包封好口，放入干净、可密封的容器内，置于阴凉干燥处保存。每次可以多做一些，便于随时取用。

也可将所有材料一起研成粗末或打碎成粉，充分混匀后装在瓶内，每次取1~2勺药粉，装入茶包中。

痛风百合茶

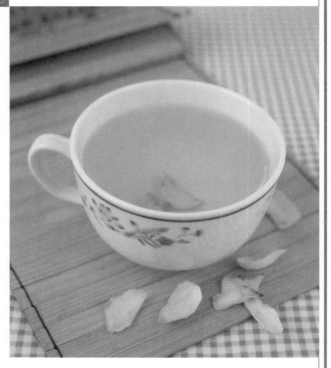

功 效

减少尿酸沉积，缓解急性痛风疼痛，减轻炎性反应，适用于痛风的急性发作期。

材 料

鲜百合20~30克（干品用量减半）。

制 作

将鲜百合洗净，择成小片，放入锅中，加适量水，大火烧开，改小火，煮20分钟，倒出煎汁饮服。

用 法

煎汁代茶饮用，剩下的百合可食用。每日1剂，可长期服食。

秋水仙碱是痛风急性发作期的常用药，它通过减低白细胞活动和吞噬作用及减少乳酸形成，从而减少尿酸结晶的沉积，减轻炎性反应，而起到止痛作用。主要用于急性痛风，对一般疼痛、炎症和慢性痛风无效。

百合由于含有大量秋水仙碱成分，而被看作是治疗痛风的天然食疗药。且百合是药食两用材料，长期服食安全无毒副作用。

百合性寒凉，风寒咳嗽及中寒便溏者当慎用。

苡仁二皮茶

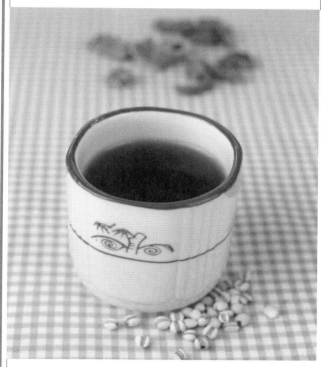

 功效

祛风湿，强筋骨，补肝肾，除痹痛。

 材料

薏苡仁10克，独活5克，五加皮6克，海桐皮5克，绿茶6克。

 制作

将以上前四味药研成粗末，以纱布包，加适量水煎煮。煎开后加入绿茶，文火再煎20分钟，滤汁后倒出，待温后饮服。

 用法

每日1剂，代茶饮用。

薏苡仁可利水消肿、渗湿除痹、清热排脓，化解体内湿热，促进尿酸排出，并能舒筋脉，缓和拘挛。常用于湿痹而筋脉挛急疼痛者。

独活可补益肝肾，祛风除湿，通痹止痛，尤宜腰膝腿足等下肢痹痛者。

五加皮可祛风湿，补益肝肾，强筋壮骨，利水消肿，常用于风湿痹痛、筋骨痿软。

海桐皮可祛风除湿，利水和中，活血解毒，常用于风湿关节痛、腰腿酸痛、肾虚水肿等。

津液不足、阴虚火旺血燥者慎服。

车前子茶

功效

清热利尿，降低尿酸，预防痛风及痛风并发高血压、肾病水肿。

材料

车前子30克。

制作

将车前子装入茶包内，放入锅中，加适量水，煎煮30分钟，去茶包，过滤取汁饮用。

用法

代茶频饮，每日1剂。

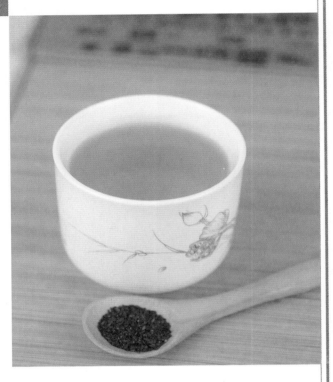

　　车前子有清热利尿、渗湿通淋、祛痰明目等功效。常用于水肿胀满、热淋涩痛、暑湿泄泻、目赤肿痛、痰热咳嗽等症。

　　此饮利尿作用强，可加快尿酸的代谢，起到预防痛风发作的作用。也适合痛风并发肾病所致的水肿、小便不利者饮用。

　　车前子有一定的降血压作用，痛风合并高血压者宜饮用。

　　车前子性微寒，凡阳气下陷、肾虚精滑及内无湿热者慎用。

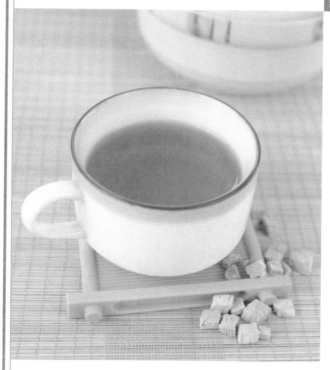

功 效

清热生津，改善阴虚内热体质，降压降糖，解酒毒，缓解痹痛。

材 料

葛根15~20克（或生葛根60~100克）。

制 作

将葛根放入锅中，加适量水，煎煮20分钟。过滤，取汤汁饮服。

用 法

每日1剂，代茶饮用。

　　葛根是发散风热的常用药，可解肌退热、透疹、生津止渴，常用于阴虚内热、口渴烦躁，有利于改善阴虚内热型痛风者。

　　葛根有明确的降血压、降血糖作用，此饮也适合痛风并发高血压、糖尿病者经常饮用。

　　葛根还有缓解痹痛的效果，对预防和缓解痛风性关节炎有一定的作用。

　　饮酒过度时喝葛根饮还有一定的解酒作用。

　　葛根性凉，脾胃虚寒者慎用。

玉米须茶

功效

清热化湿，利尿排酸，防治痛风及并发肾病、结石、高血压、糖尿病等症。

材料

玉米须15克。

制作

将玉米须洗净，放入锅中，加适量水，煎煮30分钟，过滤取汁。

用法

每日1剂，代茶频饮。

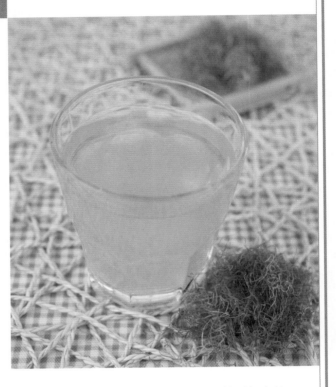

玉米须有利尿消肿、平肝利胆的功效，常用于急、慢性肾炎、水肿以及高血压、糖尿病、尿路结石、小便不利、湿热黄疸等症。

此饮不仅可以通过利尿来促进尿酸排泄，对已经生成的尿路结石、初期肾结石等也有一定的排解作用。适合痛风合并肾病、高血压、糖尿病患者饮用。

平时煮玉米时，可剥下新鲜的玉米须，收集起来，晒干备用。

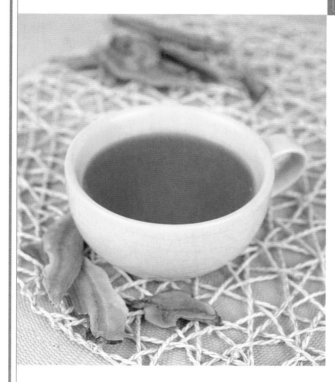

灵芝茶

功 效

滋补强壮，消炎止痛，健脑益肾，改善代谢和内分泌，尤宜老年体虚的痛风患者。

材 料

灵芝10克。

制 作

将灵芝洗净后放入锅中，加适量水，煎煮30分钟，过滤取汁。

用 法

每日1剂，代茶频饮。

　　灵芝是具有滋补强壮作用的传统补益品，常用于健脑、安神、益肾、消炎、利尿，非常适合体质虚弱的痛风患者。

　　灵芝还可抗衰老、降血压、抗血栓、抗肿瘤，提高人体免疫力，并有明确的消炎、抗关节肿痛的作用。

　　痛风慢性关节炎期及痛风合并高血压、肾病患者均宜常饮此茶，老年肾虚体弱者尤宜。

　　有实证者慎服。

功效

利尿效果强，促进尿酸排泄，有利于化解体内湿热痰浊，对防治痛风肾病也有效。

材料

荷叶、茯苓各6克。

制作

将荷叶和茯苓洗净后放入锅中，加适量水，煎煮30分钟，过滤取汁。

用法

每日1剂，代茶饮用。

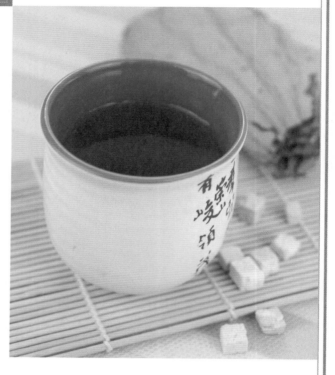

荷叶泻热渗湿，茯苓利水消肿。二者都是利尿的常用药，效果叠加，则能更有效地通利小便，促进痛风发作期间尿酸排泄，从而缩短病程、加快恢复。

此茶也适合痛风间歇期以及痛风并发肾病水肿、高血压、高脂血症者饮用。

湿热、痰瘀痹阻者以及腹部肥胖者常饮此茶可起到化解湿浊、减肥瘦身的作用。

体质虚弱、大便溏泻者不宜用荷叶，虚寒精滑及气虚下陷者慎用茯苓。

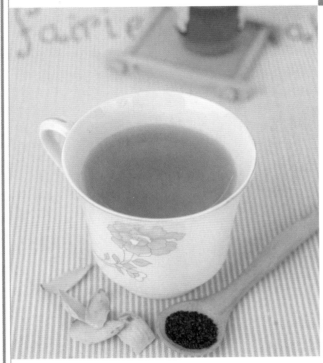

百前蜜茶

功效

养阴清热，宁心安神，利尿促排酸，缓解痛风疼痛。

材料

百合15克，车前子10克，蜂蜜适量。

制作

将百合、车前子装入茶袋，放入锅中，加适量水，煎煮40分钟，取汁待汤温后，加蜂蜜调匀饮用。

用法

每日1剂，代茶饮用。

百合所含的秋水仙碱可以缓解痛风性疼痛，与清热利尿的车前子合用，可起到养阴清热、促进尿酸排泄的作用。

此饮最宜高尿酸者排酸，对预防痛风复发、缓解关节炎疼痛、防治痛风并发肾病水肿等都有一定的效果。

此饮平日常服有防病作用，在痛风急性发作期饮用，有促进排酸、缓解疼痛、加快治愈的作用。

百合、车前子均偏寒凉，脾胃虚寒、大便稀薄溏泻者慎用。

杜仲茶

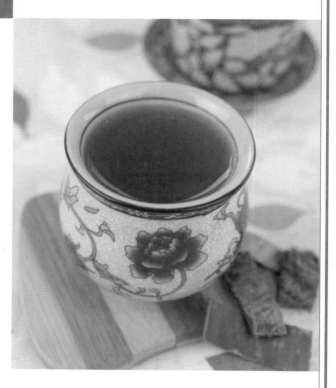

 功效

强筋健骨，补肾益精，强腰膝，缓解腿足疼痛，利小便，降血压。

 材料

杜仲10克。

 制作

将杜仲捣碎后放入茶包内，放入锅中，加适量水，煎煮30分钟，过滤取汤汁。

 用法

每日1剂，代茶饮用。

杜仲既有利尿降压的作用，又有补肝肾、强筋骨的功效，常用于肾虚腰痛、筋骨无力等虚弱症，适合痛风并发肾病、高血压者及老年肾虚腰腿痛者调养。

此茶可温补肾气，坚筋骨，利小便，去关节湿滞，治腰膝酸痛、腿足拘挛、屈伸不利，对风湿性关节炎、痛风性关节炎的调养均有益。

阴虚火旺、内热血燥者慎用杜仲。

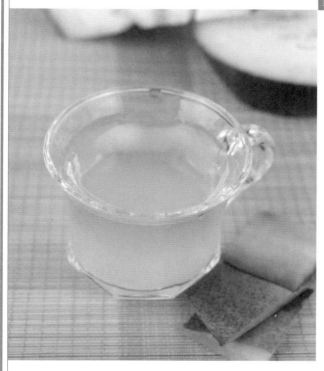

冬瓜皮茶

功效

清热解毒，利水消肿，有助排尿酸。

材料

冬瓜皮50克。

制作

将冬瓜皮洗净，切成小片，加适量水煎煮20分钟后，倒出滤汁饮用。

用法

每日1剂，代茶饮用。

冬瓜皮有很好的利尿消肿、止渴除烦功效，常用于水肿胀满、小便不利、暑热口渴、小便短赤等。

冬瓜皮还有一定的降血压、降血脂作用，有利于尿酸的排泄，非常适合高尿酸血症以及痛风合并高血压、高脂血症、肥胖、糖尿病者饮用。

冬瓜性凉，凡体质虚寒、脾胃虚弱、大便溏稀者不宜用。

薄荷柠檬茶

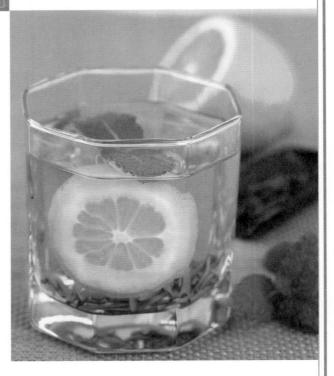

功效

抗菌消炎，通利关节，散热解毒，缓解疼痛。

材料

鲜薄荷叶20克（干品5克），柠檬片2片（干、鲜品均可）。

制作

将薄荷叶洗净，与柠檬片一起放入杯中，冲入沸水，闷泡10分钟后饮用。

用法

每日1剂，代茶饮用。

　　薄荷辛香走散，可宣散风热，并有一定的消炎抗菌、通利关节作用，对肢体拘挛作痛、风火郁热等都有缓解作用。

　　将薄荷叶揉碎，涂抹于关节红肿疼痛处，也有一定的镇痛消炎作用。

　　柠檬口感虽酸，却是碱性食物，对降尿酸非常有益，柠檬酸也有一定的抗凝血和止痛作用。

　　阴虚血燥、肝阳偏亢、表虚汗多者忌用薄荷。

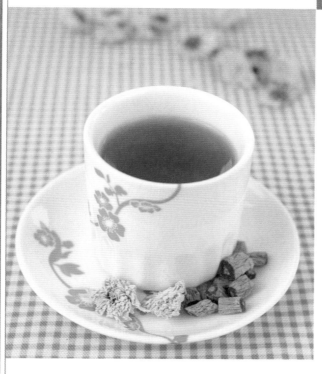

牛膝菊花茶

功 效

活血化瘀，除痹，降脂，缓解关节疼痛。

材 料

川牛膝、杭白菊各5克。

制 作

将以上材料一起放入杯中，加沸水冲泡，加盖闷泡5~10分钟即可。

用 法

每日1剂，代茶饮用。

牛膝可补肝肾，强筋骨，逐瘀通经，引血下行。常用于腰膝酸痛、筋骨无力、筋骨疼痛、肝阳眩晕等。

菊花有疏风散热的功效，也常用于清热、降压、消炎、止痛、明目等，对预防痛风有一定效果。

常饮此茶能散瘀血，消痈肿，强腰膝，适合腰膝骨痛、四肢拘挛、痿痹者，痛风及合并高血压、肾病患者也宜饮用。

中气下陷、脾虚泄泻者慎饮。

竹叶茅根茶

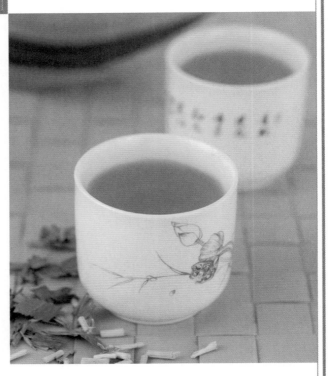

功效

清热除湿，利尿通淋，有助于排尿酸，预防痛风发作及并发高血压。

材料

淡竹叶、白茅根各5克。

制作

将淡竹叶和白茅根放入锅中，加适量水，煎煮20分钟，滤渣，取汤汁饮用。

用法

每日1剂，代茶饮用。

淡竹叶是清热泻火的常用药，并可除烦利尿，多用于热病伤津、心烦口渴、口疮尿赤、热淋涩痛等。

白茅根可凉血止血、清热利尿，常用于热病烦渴、黄疸、水肿、小便不利、热淋涩痛。

常饮此茶能清热除湿、利尿排酸，适合湿热痹阻、痰瘀痹阻的高尿酸者，对预防痛风发作及并发高血压也十分有益。

无实火、湿热者慎服，体虚有寒者禁服。

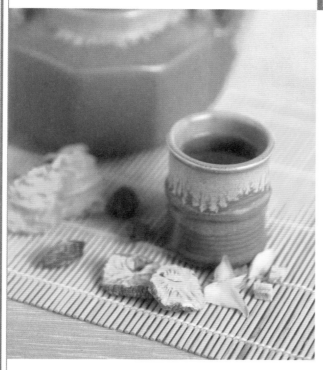

菊苣栀子茶

清热解毒，利尿消肿，降低尿酸，预防痛风合并糖尿病。

 材 料

菊苣10克，栀子5克，葛根、桑叶、百合各2克。

 制 作

将菊苣、栀子、葛根、桑叶、百合分别捣碎或研成粉，装入茶袋，放入茶壶，冲入沸水，浸泡20分钟即可饮用，可多次冲泡。

 用 法

每日1剂，代茶饮用。

菊苣可清肝利胆、健胃消食、利尿消肿。常用于湿热黄疸、胃痛食少、水肿尿少，最宜肝胆湿热者。

栀子可泻火除烦、清热利尿、凉血解毒，常用于热病心烦、黄疸尿赤、血淋涩痛等。

菊苣、栀子搭配解肌退热的葛根、疏散风热的桑叶和治痛风有特效的百合，最宜湿热痹阻及痰热内蕴的痛风患者。

此茶性偏寒凉，虚寒体质者不宜饮用。

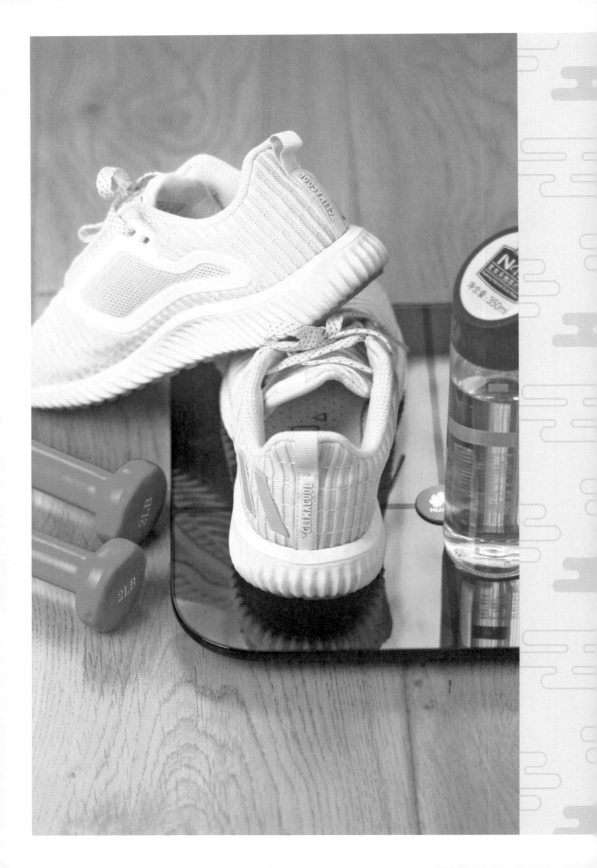

第四章 **合理适度的运动有助于排酸除痛**

　　痛风患者既要保持一定的运动量，又要注意不可运动过度，尤其要避免剧烈运动，在运动中还应注意保护好关节。只有合理适度，才能达到改善代谢、促进尿酸排泄的效果。

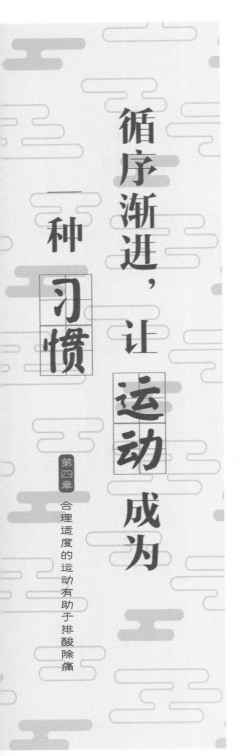

循序渐进，让**运动**成为一种**习惯**

合理运动是防痛风的一剂良药

痛风是一种基于代谢障碍引起的疾病，运动对缓解此病有积极作用。高尿酸血症及轻症痛风患者，通过加强运动与限制饮食，甚至无须药物就可以降低尿酸，控制病情。

运动对痛风患者有以下好处。

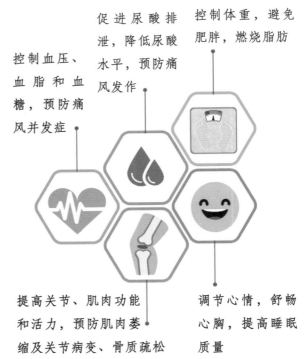

控制血压、血脂和血糖，预防痛风并发症

促进尿酸排泄，降低尿酸水平，预防痛风发作

控制体重，避免肥胖，燃烧脂肪

提高关节、肌肉功能和活力，预防肌肉萎缩及关节病变、骨质疏松

调节心情，舒畅心胸，提高睡眠质量

把握好运动的基本原则

有氧为主，不宜无氧

痛风患者最宜中低强度、节奏慢、持续时间较长的有氧运动，而快速、爆发力为主、剧烈的无氧运动反而容易诱发痛风发作。

小劳有益，过劳有害

运动要注意适度，感觉稍微有点累即可，切忌运动中大汗淋漓、酸痛乏力、勉强支撑。久坐不动和过于劳累都是有害的。

保护关节，避免受伤

运动中要保护好关节部位，避免做损伤关节的大负重或弹跳、冲撞等动作，以免关节受伤，诱发或加重关节疼痛。

量力而行，循序渐进

运动不可勉强，尤其是体重大、平时没有运动习惯者，刚开始运动时需短时间、低强度、分多次进行，给身体一个适应的时间，再逐渐加量。

持之以恒，养成习惯

运动效果不是一天两天就能看到的，一般要坚持3~6个月，在体重、体形、血检指标上才有明显改变。应让运动成为一种习惯，在生活中长期坚持。

运动增加，饮食减少

在增加运动量的同时，别忘了饮食上的控制，运动和饮食，一增一减，才能起到效果。否则，饮食不减少甚至因为运动吃得更多，效果就达不到。

发作期不要运动，
间歇期鼓励运动

急性发作期应卧床休息，不宜运动

痛风急性发作时，关节红肿疼痛，稍微动一下都会疼痛加剧，运动是不现实的。此时应卧床休息，把患肢抬高，避免任何运动。待疼痛减轻后，可进行不痛部位的局部运动，如脚趾疼痛，可适当活动上肢。

痛风间歇期应积极运动，促进康复

痛风间歇期是一次痛风急性发作后至下一次痛风急性发作前的中间阶段，是运动的最佳时期。此阶段如能积极运动，既能降尿酸、减体重，又能起到预防下一次痛风急性发作的效果。一般急性期过后，关节活动正常自如，没有任何不适，可以进行一些中等强度的有氧运动。

痛风慢性期应和缓运动，安全第一

如果尿酸水平长期居高不下，关节持续疼痛或有痛风石，甚至发生痛风性肾病及多种并发症，即为痛风慢性期。此阶段患者如果完全不运动，容易导致肌肉萎缩、关节功能退化、体重增加、病情加重。所以，这一时期，要在保护好关节的前提下，选择一些和缓的运动，避免出现关节扭伤、骨折、痛风石皮肤溃破等。运动要避开疼痛关节，选择冲击性小、柔韧度高的运动，根据身体状况量力而行。有大量尿蛋白的肾病患者禁止运动。

增加身体活动，促进能量消耗

对于超重、肥胖、非年老虚弱的痛风患者，必须要减重。人体要减重，首先要让身体保持一个少摄入、多消耗的状态。

人体能量的消耗主要包括基础代谢、身体活动、食物热效应三个方面。其中，只有身体活动的消耗是可以自我掌控的。在减重期间，除了减少饮食能量摄入外，第二个关键点就是要增加身体活动量。

"基础代谢"指人体在清醒而极端安静情况下（如刚睡醒），不受精神紧张、肌肉活动、食物和环境温度等因素影响，维持呼吸、体温等人体机能所需的最低能量。基础代谢是人体消耗能量的最大部分，一般随年龄增长而降低。

基础代谢占
60%～70%

身体活动占
15%～30%

身体活动分为运动性耗能（健身、跑步等）和非运动性耗能（日常活动、做家务、上班工作等非体育锻炼）。

这里的"身体活动"是指大肌群参与、能量消耗明显增加、有益健康的活动。如果只是动动手指、扭扭脖颈这样的随意活动，不能算身体活动。

占10%

食物热效应

食物热效应是人体摄食过程中引起的额外能量消耗，包括消化、吸收、合成、代谢等过程中消耗的能量。其中，消化蛋白质所消耗的能量要大于消化脂肪和碳水化合物。

每天需要多大的运动量

运动量是指人体在运动中所承受的生理、心理负荷量以及消耗的热量。运动量一般是由完成运动的强度、持续时间和运动频率决定的。

掌握合适的运动量，才能达到锻炼目的。运动量太小，没有效果；而运动量太大，造成疲劳乏力、肌肉酸痛、关节受损，反而不利于病情稳定，甚至诱发痛风急性发作。

以消耗热量来确定运动量

身体活动的消耗量应占总能量的15%~30%。一个轻体力活动的成年人，每日能量摄入在1600~2400千卡时，身体活动的消耗量应达240~700千卡比较合适。

年龄超过60岁者，应根据自己的身体状况、疾病程度、心肺功能，综合判断运动量及运动强度，不必完全参照此数值。

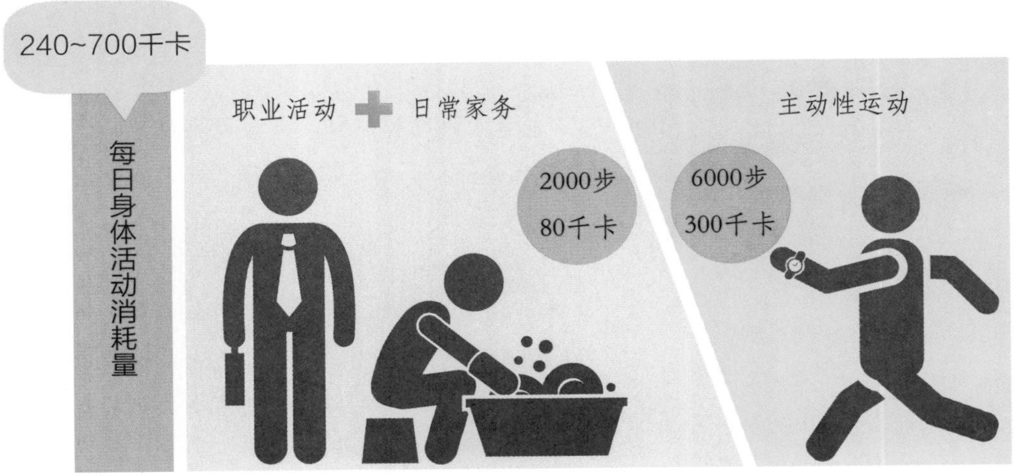

240~700千卡

每日身体活动消耗量

职业活动 ➕ 日常家务

主动性运动

2000步
80千卡

6000步
300千卡

一般来说，每天日常家务和职业活动等消耗能量相当于2000步左右（15~25分钟，消耗能量约为80千卡）。除此之外，每天至少还需要中等强度的主动性运动6000步，才能达到能量消耗的最低比例（15%）。

中等强度身体活动是指：需要花一些力气，但是仍可以在活动时轻松地讲话的活动。如快速步行（4千米/小时以上）、跳广场舞、休闲游泳、打网球、打高尔夫球、做家务（擦窗子、拖地板、手洗大件衣服等）。

主动性运动6000步相当于年轻女性每天快步走6000步（5.4~6.0千米/小时，约40分钟）的运动量，能量消耗总计大约在300千卡左右。

最初运动量可以从每日240千卡开始，随着身体逐渐适应后，再逐渐增加。

6000步可以一次完成，也可以分2~3次完成。

以下为相当于成年人快走6000步的活动

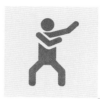

太极拳
40~60分钟

瑜伽
40~60分钟

慢跑
40分钟

骑自行车
40分钟

游泳
30分钟

网球
30分钟

运动强度怎么判断

运动强度指运动对人体生理刺激的程度。通常情况下，运动强度可以使用运动时的心率和自觉疲劳/用力程度来表示。

运动强度判断表

	低强度	中强度	高强度	极高强度
运动时的心率	最大心率的40%~60%	最大心率的60%~70%	最大心率的71%~85%	大于最大心率的85%
自觉疲劳/用力程度	较轻。无汗、无发热，心率无明显加快，适合老年、体弱及并发心血管病者	稍累。适度出汗，肌肉轻度酸胀，食欲、睡眠良好，次日精力充沛，痛风者最宜	累。运动中感到疲乏不适，但能坚持到运动结束，有肌肉酸痛感，痛风者不宜	很累。非常吃力，胸闷、心慌、气短，难以坚持，饮食、睡眠受影响，痛风者切忌
代谢当量（MET）	< 3	3~6	7~9	10~11

最大心率=220－年龄。

代谢当量1MET=1kcal/(kg·h)，相当于每千克体重每小时消耗1千卡能量。

《常见身体活动强度和能量消耗速查表》详见本书第189页。

每个人的体质、年龄不同，能承受的运动强度也不同。尤其是对于平时没有运动习惯的人，开始运动时应从短时间的轻微活动，即小运动量开始。随着体质的增强，逐渐增加运动强度和时间。

订下"小目标"，迈开第一步

养成运动习惯不是一件容易的事，最好的办法就是制定一个自己专属的运动计划，设立一个"小目标"，从今天开始做起，自我监督。

如开始时目标可定为"每天运动30分钟以上，每周3天""一个月减1公斤"，相对较容易。小的目标实现后，再制订较高的目标，一点点加码。

设定的目标要切合实际，有可行性，容易完成，不可过高、过急。否则可能会因难以做到而放弃，反而不利于坚持。所以，目标合理、循序渐进、持之以恒是重要原则。拿步行来说，开始时每天6000步为宜，以后可逐渐增加。

每周至少要休息一天，不要把每一天都安排得满满的，让身体有恢复、调整的时间。

运动不能急于求成，研究表明，坚持运动至少3个月，才能有明显的效果。

每周5次以上，每次30分钟以上，中等强度运动

运动初期一周计划

周一	上班骑自行车 15 分钟，下班骑自行车 15 分钟
周二	上班快走 20~30 分钟，下班快走 20~30 分钟
周三	太极拳（或八段锦）30 分钟
周四	上班骑自行车 15 分钟，下班骑自行车 15 分钟
周五	上班快走 20~30 分钟，下班快走 20~30 分钟
周六	游泳，30~60 分钟
周日	休息

目标：4周减重1~2千克。

让运动融入日常生活

超重或肥胖的痛风患者一定要改变久坐不动的生活方式，让自己多多运动起来。把运动生活化，不受时间、场地、环境、气候等客观条件的影响，可以在日常生活中随时随地地开展，把运动变为"经常性"。在我们的日常生活中完全可以将零碎时间利用起来，争取所有机会运动，养成活跃的生活方式。

利用上下班时间

上下班的路上选择步行、骑自行车，是非常好的锻炼方式，尽量减少开车出行、坐车、久坐不动的时间。坐公交车或开车上班者，可以提前一站下车或停车，然后快步走过去，或骑共享单车。这样既锻炼了身体，又符合绿色出行的理念，两全其美。

减少久坐时间

在办公室工作时，每隔1小时，就应该站起来活动一下，来回走一走，伸展一下四肢，做做健身操、八段锦，或上下楼梯，都可以起到运动效果。

下班以后，尽量不要长时间宅在家里，少看电视、看电脑、刷手机，多做家务、出门散步、外出游玩、逛街、遛狗、踢毽子，都是增加运动量的好方法。

运动多样化，找你喜欢的

运动锻炼并不是一定要跑步、打球，只要是增加耗能的身体活动都可以多多进行。最好能培养自己的运动喜好和习惯，长期进行，让它成为日常生活的一部分。如有人爱跳舞，有人爱爬山，有人爱瑜伽，长期坚持都非常有益。

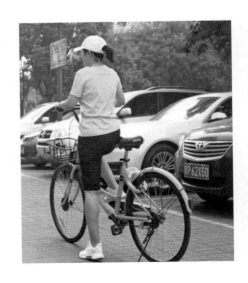

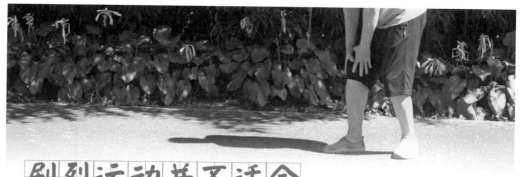

剧烈运动并不适合

无氧运动诱发痛风

无氧运动是指肌肉在缺氧状态下高速剧烈的运动，如举重、百米冲刺跑、快速游泳、摔跤、拔河等。此时机体在瞬间需要大量能量，正常的有氧代谢已不能满足身体需求，于是通过无氧代谢迅速产能，这种状态下的运动就是无氧运动。

无氧运动强度高，时间短，节奏快，运动后心率明显增快（150次/分钟），大汗淋漓，气喘吁吁，不能正常说话，全身或局部肌肉酸痛，疲惫不堪且恢复缓慢。

无氧运动会导致体内产生大量乳酸，乳酸会抑制尿酸的排泄，也就是说，人体会优先排泄乳酸，所以，必然导致尿酸排泄减少，使尿酸水平显著增高而诱发痛风。负重较大的无氧运动还会损伤关节。因此，痛风患者应避免无氧运动。

运动过度，易发心脑血管意外

运动强度过大、运动时间过长，人体的心血管系统难以承受时，就容易发生血压飙升、心力衰竭，甚至出现心肌梗死、脑卒中等高危急症，危及生命。痛风患者往往合并有肥胖、高血压、心脏病等心血管疾病，发生心脑血管意外的可能性更大。

运动过度，易发生低血糖

痛风患者合并糖尿病的非常多，运动过度时，不仅心血管不堪重负，也容易发生低血糖现象，出现疲乏、饥饿、头晕、手抖、眼花、意识模糊等状况，严重者很快会昏迷，危及生命，十分危险。尤其在用餐2小时以后运动以及注射胰岛素者，外出运动时应注意携带糖果、糖水等应急用品。

这些运动应避免

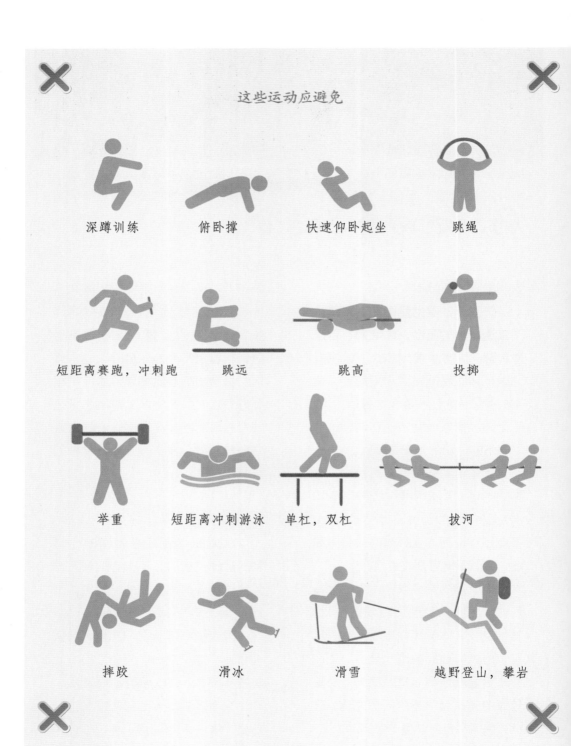

深蹲训练　　俯卧撑　　快速仰卧起坐　　跳绳

短距离赛跑，冲刺跑　　跳远　　跳高　　投掷

举重　　短距离冲刺游泳　　单杠，双杠　　拔河

摔跤　　滑冰　　滑雪　　越野登山，攀岩

运动中保护好关节

过度运动容易造成关节的扭伤或挫伤，尤其是承重的下肢关节，如膝盖、脚踝、足部、跟腱等部位。一旦关节受伤，体内尿酸含量又居高不下，更易诱发痛风发作，增加痛苦。

超重、肥胖者在运动时更要注意保护关节，避免受伤。应选择膝关节承重小的项目，如平地骑自行车、游泳、水中漫步等，不做或少做登山、上楼梯、跳绳等运动。

运动过程中可佩戴运动护膝，以缓解关节承重和压力，尽可能减少关节损伤。

冬季户外运动，如滑冰、滑雪等，下肢承重极大，且容易摔倒扭伤，再加上寒冷容易诱发痛风发作，为保证安全，痛风患者冬季尽量少做冰雪运动，宜在室内运动。

运动出汗多，补水很重要

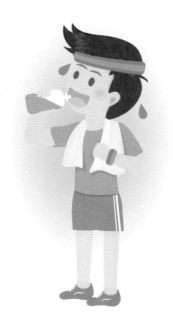

运动时出汗过多，如果没有及时补水的话，排尿量就会减少，不利于尿酸的排泄，此时体内尿酸水平会大幅升高，容易诱发痛风发作。所以，运动前、运动中和运动后都要及时补水。

补水时最好喝常温的白开水、矿泉水、苏打水或茶水，避免为了贪凉解渴，喝大量的冰水以及可乐、汽水、果汁等饮料。

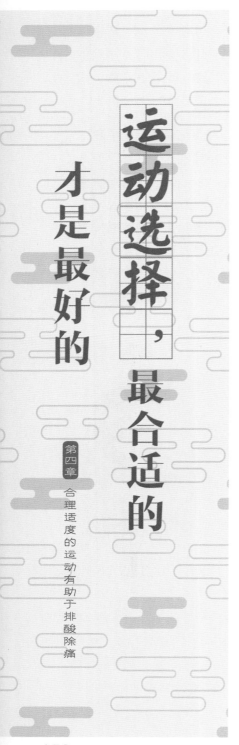

运动选择，最合适的才是最好的

第四章 合理适度的运动有助于排酸除痛

快走和慢跑

快走

走路是人类最佳运动方式，安全性最高，适应面最广，也最容易长期坚持。

长时间、有节奏地快走，能全面改善全身供氧状况，促进血液循环，加快新陈代谢，给肌肉、骨骼、关节以适度的刺激和锻炼，还有助于瘦身、降压、降脂、降糖，减少尿酸沉积，促进睡眠，放松心情。

快走以中速（4~6千米/小时）为宜，速度太慢起不到锻炼作用。每天1~2次，每次30分钟。个人可根据自身体力状况调整速度和时间，以微微出汗为宜。

快走时挺胸抬头，步伐大小适中，保持一定的节奏。摆起手臂，也可适当拍打胸腹及腰背。

慢跑

相对于步行来说，慢跑的燃脂效果更快、更好，10~15分钟就能达到步行30~60分钟的效果，是快速有效的减脂法。但慢跑对心肺功能、骨骼及关节承受力要求更高，更适合体力较好的中青年高尿酸血症及痛风患者。对于体质偏弱、老年人、患有心脏病及体重过大者来说，跑步运动并不适合。

慢跑速度一般为6~7千米/小时为宜，超过7千米/小时后，就属于高强度运动了。慢跑时，步伐小一些，腿不要抬太高，头肩要保持稳定，高抬手臂，避免含胸。跑步前一定要做些拉伸等准备活动，避免肌肉、关节受伤。

走跑结合

体力难以承受慢跑者可以采取走跑结合的方式，如快走10分钟，慢跑3分钟，再改为快走，循环进行，减脂效率非常高。而且这样可以避免心率过高、出汗过多，也可以减少膝关节的磨损，运动量和强度高于快走，而低于慢跑，介于二者之间。痛风患者在锻炼时可根据自身体质、病情选择运动方式。

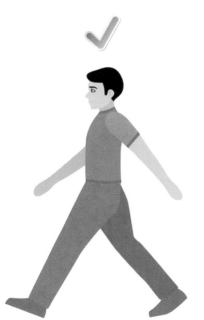

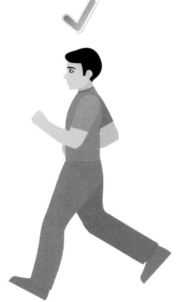

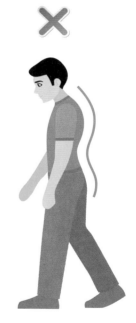

快走适合各类人群
以4~6千米/小时为宜
每次20~30分钟

慢跑适合中青年人群
以6~7千米/小时为宜
时间因体力状况而异

走路速度过慢（低于4千米/小时）、步幅过小，起不到锻炼作用
走或跑时不宜含胸驼背

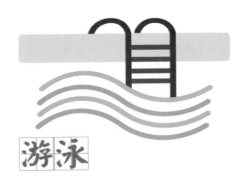

游泳

人体在水中时不易感觉疲劳，能有效增强心血管功能、舒畅心胸。游泳的热量消耗较大，属于高耗能有氧运动，且对关节损伤很小，能最大限度地保护肌肉和关节，避免运动造成的冲击，并能有效促进代谢、减轻体重，所以，游泳比陆上运动更安全，尤宜于体重偏大、关节功能不良者。

应视游泳为休闲方式，不要追求速度，中慢速最佳，不宜憋气快游。游泳动作不宜太大，最好采用不太费力的泳姿，如仰泳、自由泳等。

游泳每周可2~3次，每次1~2小时，在水中停留30分钟就上岸休息一下。

游泳前要先在岸上把肌肉、关节活动开再下水。也可用池水擦身，适应一下水温，避免抽筋。水温太低时不宜游泳。禁止户外冬泳。

游泳可能导致饥饿感增强，进食量增加，此时应加强饮食控制。

骑自行车

骑自行车能增强腿部力量和全身平衡、协调能力，运动量适中，关节承重较小，可避免损伤，尤其适合体重较大者锻炼。

骑车一般以中速（12~16千米/小时）为宜，每天1~2次，每次15~30分钟。

骑车时应保持一定节奏，匀速或变速骑行均可，背部微曲，感觉腿部稍用力、微微出汗为佳。

室外骑车安全第一，避免颠簸、陡坡、人多、车多等路况复杂及危险地段。骑行中要特别注意做好保暖、防风、防晒措施，注意及时补水。空气不佳、天气寒冷时减少外出骑行。

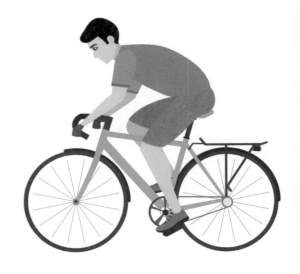

太极拳

太极拳是我国传统的健身法。它动静结合，刚柔相济，动作舒缓柔和、协调沉稳，还能让人宁心静气，安养精神。一套拳打下来，微微出汗，运动量适中，又恰当地活动了身体各部分肌肉、筋骨和关节，使全身气血畅通，平衡性和协调性增强，尤其适合不宜剧烈运动者及中老年人。

太极拳的套路很多，比较容易学习和掌握的是"24式简化太极拳"。即便做不下全套动作，或无法每个动作都到位，只选择几个全身性动作，也能起到很好的锻炼作用。打拳时可根据自己的体力状况控制动作幅度。

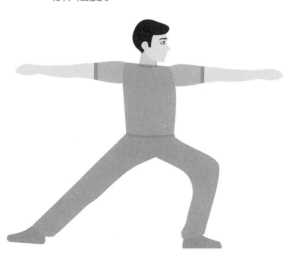

每天1~2次，建议上、下午各做一次。每次打拳时间可根据体力状况调整，以感觉轻微出汗、舒适不累为佳。

瑜伽

瑜伽起源于印度，与太极拳有异曲同工之妙，对于痛风患者有特别的好处。一方面它不是剧烈运动，非常平和缓慢，安全性较高，另一方面，它对于增强关节的柔韧度和灵活性、减少骨骼间的摩擦非常有益，有助于痛风及关节炎的预防。此外，瑜伽还能有效改善失眠、烦躁、紧张、劳乏等不适。

瑜伽也有很多动作和套路，可以从简单的动作学起，先选择自己力所能及的姿势，逐渐增加动作，以锻炼身体不同部位的肌肉和关节。对于刚开始练习、身体比较僵硬的人，切不可逞强，尤其是关节反向运动，一定要慢慢来，逐渐到位，不要强行做高难度动作，以免发生扭伤。一些动作体位变化较大，如发生头晕目眩等不适，应马上停止，切勿强求。

八段锦

　　"八段锦"是一套起源于北宋的健身功法。此功法分为八段，每段一套动作，故名为"八段锦"。八段锦与太极拳比起来，动作更简单，无场地限制，更易学习和坚持，适合久坐不动者中间休息放松、活动筋骨，也非常适合年老体弱、难以进行长时间、大幅度运动者。

　　八段锦源于中医"导引术"，所谓"锦者"，誉其似锦之柔和优美，还可理解为单个导引式式的汇集。明代养生家高濂在《遵生八笺》中说："八段锦导引法……子后午前做，造化合乾坤。循环次第转，八卦是良因。"

　　以下八套动作，宜按顺序进行，每套动作做六次，即为一套完整的"八段锦"保健功法。

 两手托天理三焦

　　两脚平行开立，与肩同宽。十指交叉，掌心向上，两掌上托至胸前，随之翻转掌心极力向上托，使两臂充分伸展，如伸懒腰状。同时缓缓抬头看手，缓缓吸气。

　　十指分开，两臂分别向身体两侧下落。同时配以缓缓呼气。

　　本套动作托举、下落为一遍，共做六遍。

　　此动作是四肢、躯干和内脏诸器官的同时性全身运动，可调理五脏六腑。

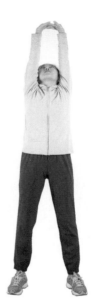

2 左右开弓似射雕

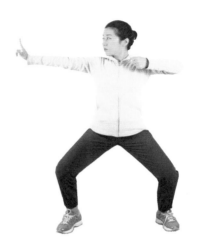

两脚平行开立，略宽于肩，上体正直，两臂交叉于胸前。

两腿徐缓屈膝半蹲成马步，同时左掌如拉弓状，向左拉至前胸；右掌成八字掌，向右侧推出。眼看右手。

反方向再做，如左右开弓。

此动作可改善胸椎、颈部的血液循环，并增强腿部力量。

3 调理脾胃须单举

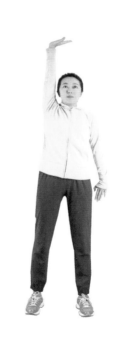

右手自身前成竖掌向上高举，继而翻掌上撑，指尖向左，同时左掌心向下按，指尖朝前。

右手俯掌在身前下落，全身随之放松，恢复自然站立。

反方向再做，左右手交替上举。

此动作主要作用于中焦，肢体伸展宜柔宜缓，对脾胃虚弱者尤其有益。

4 五劳七伤往后瞧

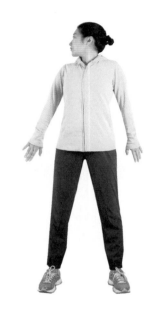

两脚平行开立，与肩同宽。两臂自然下垂或叉腰。头颈带动脊柱缓缓向右拧转，眼看后方，同时配合吸气。

恢复前平视。同时配合呼气，全身放松。

反方向再做，左右交替往后瞧。

此动作能强化颈部肌肉，改善头颈部血液循环，消除中枢神经疲劳，改善静脉血回流，促进五脏健康。

此动作宜慢不宜快，尤其是有高血压、颈动脉硬化者，做时一定要缓慢。

5 摇头摆尾去心火

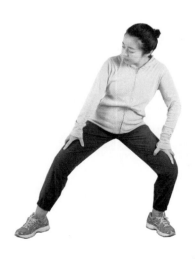

马步站立，两手扶腿，缓缓呼气后拧腰向左，屈身下俯，将余气缓缓呼出。头自左下方经体前至右下方，引颈前伸，自右侧慢慢将头抬起，同时配以吸气。

身体恢复马步桩，缓缓深长呼气。同时全身放松。

反方向再做，左右交替进行。

此动作强调松、静，以解除紧张及烦躁不安，并使头脑清醒，消除交感神经兴奋，以去"心火"。

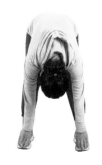

6 两手攀足固肾腰

两脚平行开立，与肩同宽，两掌分按脐旁，然后沿带脉分向后腰。

上体缓缓前倾，两膝保持挺直，同时两掌沿尾骨、大腿向下按摩至脚跟。沿脚外侧按摩至脚内侧，最后摸至脚尖。

缓缓将上体展直，同时两手沿两大腿内侧按摩至脐两旁。

此动作能强腰、壮肾、健骨、醒脑。

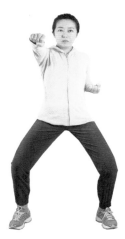

7 攒拳怒目增气力

马步站立，两手握拳分置腰间，拳心朝上，两眼睁大。

右拳向前方缓缓击出，然后张开手掌，外旋握拳抓回，呈仰拳置于腰间。

反方向再做，左右交替出拳。

此动作可锻炼全身的筋骨和肌肉。

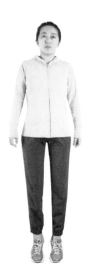

8 背后七颠百病消

两脚平行开立（并拢亦可），全身放松。脚跟提起，同时配合吸气。脚跟下落，并配合呼气。反复起落。

此动作可排浊留清，并增强下肢力量。

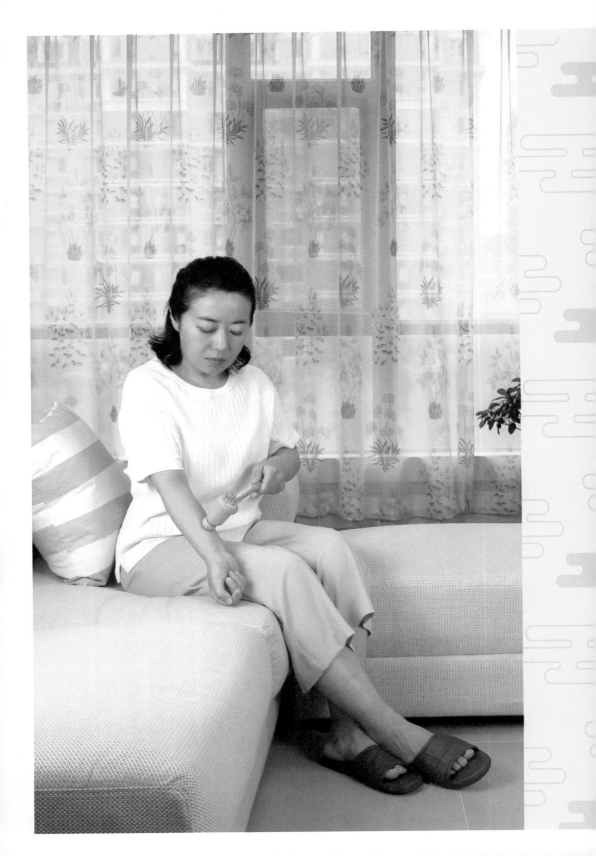

第五章 刺激经络穴位，改善痛风体质

中医理论认为"通则不痛，痛则不通"，疼痛的发生多与风、湿、寒、痰、热等瘀滞体内、痹阻经络有关。如能经常进行经络保养，能在一定程度上化解瘀滞，使经络畅通，有效预防及缓解疼痛，改善痛风体质。

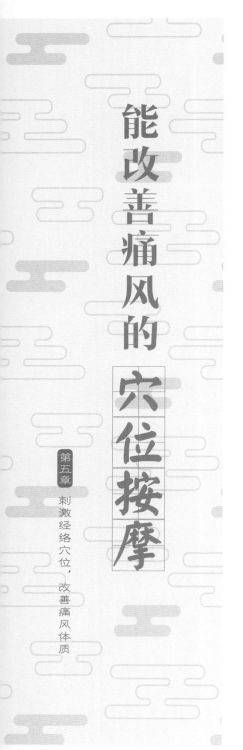

能改善痛风的 穴位按摩

心肝火旺，按摩心包经和肝经

痛风属于痹症，且体现出较为明显的热性特征，与体内心肝火旺、生风动血有关。按摩心包经可改善血运，按摩肝经则能降肝火、息肝风。经常保养，可化瘀滞、止疼痛。痛风发作期及间歇期都可以按摩，只要不按摩红肿热痛的患处即可。

心包经

心包经从胸部天池穴向上至腋窝下，沿手臂内侧中线下行，经手掌中心劳宫穴，至于中指末端的中冲穴，左右手臂各一条。

常按摩心包经可泄心火，除上焦虚热，缓解胸闷、心痛、心烦、肘臂屈伸困难等，手指及手腕、肘部痛风发作者尤宜。

内关穴

心包经要穴。在前臂内侧中线，腕横纹上2寸处。肘臂挛痛、上肢痛风、指关节僵硬者宜重点按揉、敲打此穴位。此外，痛风合并有高血压、心脏病等心血管疾病者也宜经常按摩此穴。

用五指的指尖（也可用按摩棒等工具）从上至下弹压、敲打手臂内侧中线，重点按揉内关穴。双臂交替做，各做15次。每天早晚各做1次。

肝经

肝经从大趾背部的大敦穴开始，沿小腿内侧上行，经腹部，至于胸部下方期门穴，左右各一条。

保养肝经可防治肝胆疾病及泌尿生殖系统病变，增强人体解毒能力，净化血液，清肝胆湿热，缓解小便不利、下肢痹痛等不适。

太冲穴

肝经要穴。在足背侧第1、第2跖骨结合部之前凹陷处（动脉搏动处）。

按揉此穴可除肝热、降肝火、疏肝气、息肝风，常用于眩晕头痛以及膝股内侧痛、足跗肿痛、下肢痿痹等。尤宜下肢痛风者及痛风合并高血压者。

用手指重力按揉太冲穴，或用四指快速推擦脚背，从太冲穴至大脚趾根部为重点区域，至皮肤发红发热为宜。常做可预防脚部痛风发作，并能缓解疼痛。

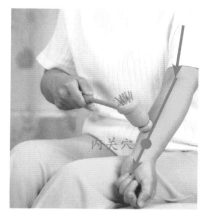

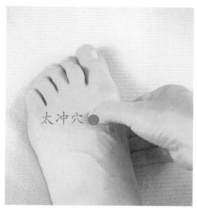

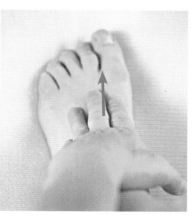

缓解肝胆湿热，敲打胆经

胆经

胆经起于眼外角瞳子髎穴，经脑后、颈侧、肩、锁骨、腋下、胸腹侧面，沿下肢外侧中线下行，至于足第4趾外侧足窍阴穴，左右各一条。

经常敲打胆经可除肝胆湿热，缓解头痛、口苦、胸胁痛、神经系统疾病及热病。经常敲打下肢穴位还可增强下肢力量，缓解膝、足痛风疼痛、下肢痿痹、麻木、肿胀等不适，对下半身减肥也有帮助。

胆经路线较长，痛风患者敲打时重点放在下肢穴位上。一般从带脉穴开始，沿大腿外侧中线向下，经外脚踝，至第四脚趾外侧。敲打时可以用空拳，也可以用保健锤、按摩棒等，以增加力度。

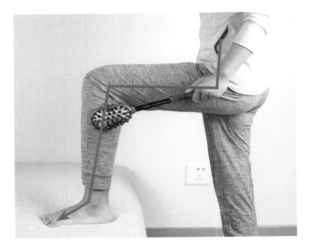

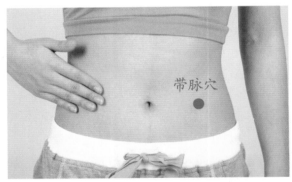

带脉穴

胆经要穴。在侧腹部，第12肋骨游离端下方垂线与脐水平线的交点上。

经常按摩、敲打此穴位，可缓解湿热下注所致的肥胖、腰胁痛、下肢水肿等。尤为适合腰部脂肪较多的痛风患者。

改善内分泌，
刮拭足部脾经穴位

脾经

　　脾经从足大趾内侧隐白穴开始，沿腿部内侧上行，经腹部，至于胸部大包穴，左右各一条。

　　脾经失调可致人体运化功能下降、水湿代谢障碍。调养脾经可促进运化和代谢，去除体内湿气，消除风湿痛、肢倦乏力、足膝关节疼痛、腿脚浮肿、四肢肌肉萎缩、大脚趾疼痛僵硬等不适。尤其适合痛风合并糖尿病患者。

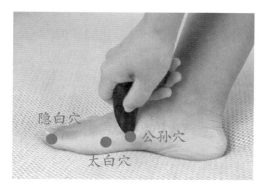

隐白穴

　　脾经起始穴。位于足大趾内侧，趾甲角旁0.1寸处。此穴可生发脾气，且可缓解足趾疼痛。

太白穴

　　在足内侧缘，足大趾本节（第1跖趾关节）后下方赤白肉际处。此穴可调理肠胃，改善消化不良、内分泌紊乱等。

公孙穴

　　在足内侧缘，当第1跖骨基底的前下方，赤白肉际处。此穴可改善消化不良、心烦失眠，且能通经活络，缓解足趾麻痛。

　　每晚洗完脚后，用刮痧板的尖角部位反复刮拭脚部的隐白穴、太白穴、公孙穴，至有酸胀感。

　　足趾和脚踝是痛风非常容易发作的部位，用刮痧板力度更重，效果更好。经常保养，既能使脾经通畅，促进代谢功能，又能活化局部气血，预防足部痛风发作。

促进排毒，
推揉膀胱经

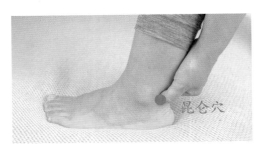

昆仑穴

膀胱经

膀胱经从头部内眼角睛明穴出发，由头颈部沿背部脊柱两侧下行，经臀部、腿部后侧至小脚趾末端至阴穴，左右各一条。

膀胱经常用于防治小便不利等泌尿系统疾病，配合肾经保养，效果更好。养好膀胱经，人体排水通道就畅通，能使体内毒素经尿液顺利排出。如果把尿酸当成一种毒素，那么，调畅膀胱经能促进尿酸排出体外。

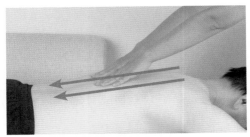

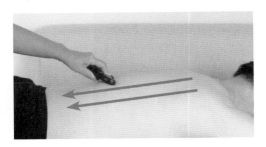

推背

昆仑穴

膀胱经要穴。在足部外踝后方，外踝尖与跟腱之间的凹陷处。此穴可散湿热之气，又可舒筋活络，经常掐揉，能有效缓解下肢麻痹肿痛、足踝关节及周围软组织疾患。

背部脊椎两侧旁开1.5寸处，即为膀胱经巡行路线。经常推背有助于畅通膀胱经，促进人体排毒。

俯卧，由他人用手掌四指进行背部推拿，方向由上至下，从大椎穴至腰骶，重点在脊椎左右两侧，用力要重，使背部皮肤微红为佳。反复20~30次。

也可以用刮痧板刮拭背部膀胱经，至皮肤发红、出痧为止。

常按肾经，从源头改善体质

肾经

肾经始于足底涌泉穴，沿小腿内侧上行，经腹部、胸部，至于锁骨下俞府穴，左右各一条。

保养肾经可补肾抗衰、健骨利腿、通利小便、消除下肢水肿，对防治痛风及并发肾病水肿非常有益。随着痛风不断发展，患者容易进入慢性肾病阶段，经常保养肾经，可以起到延缓疾病发展、预防肾病的效果。如果已经并发肾病者，经常敲按肾经，可在一定程度上缓解病情。

太溪穴

肾经要穴。在足内侧，内踝后方，内踝尖与跟腱之间的凹陷处。保养此穴可滋阴益肾，壮阳强腰。常用于小便不利、腰脊痛、膝内侧痛、下肢厥冷痿痹、内踝肿痛、足跟痛等。尤其适合痛风合并肾病及糖尿病者。

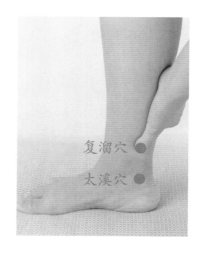

复溜穴

肾经穴位。在小腿内侧，太溪穴直上2寸，跟腱的前缘。常用于治疗人体水液代谢失常，尤善治水肿、腿肿、腹胀、腿足痿弱、腰脊强痛等。

以大拇指重力掐揉太溪穴和复溜穴，各1分钟，也可用指关节按揉，可增强力度，至产生酸胀感为佳。

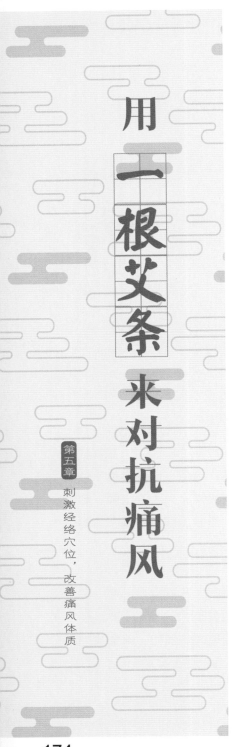

用一根艾条来对抗痛风

缓解痛风，艾灸很有效

艾灸可补阳气，祛寒邪

艾灸是通过点燃的艾条刺激体表穴位或特定部位，来温通经络、活化气血、散寒止痛的一种治疗方法。

艾灸的特点是能助元阳、祛除体内的风、寒、湿等邪气。寒冷是诱发痛风的重要因素，寒不仅容易使气血凝滞，还会促进尿酸盐结晶析出、沉积。湿气则比较重浊，最易在下肢聚集，使腿部经络痹阻，导致肢体沉重麻木、肌肉酸痛、膝关节僵硬或肿痛等。

艾草为纯阳之物，点燃后又增加了火的热力，助阳祛寒的效果非常好。阳气是正气，人体阳气充足了，邪气就没有生存空间，中医常说"扶正祛邪"就是这个道理。如果把阳气理解为太阳，湿气理解为雨水，太阳出来，雨就停了，地上的积水也很快干了。同理，太阳出来，大地温暖，寒气也会减弱，所以，提振人体阳气，对排除体内的寒湿之邪特别有效。

经常艾灸，对调理寒湿痹阻、痰湿瘀阻所致的痛风尤其见效，对其他寒湿性疾病也有很好的效果，并有一定的止痛作用。

准备好小工具，
艾灸也很简单

艾条

艾条是用棉纸包裹艾绒制成的圆柱形长卷，常适用于悬灸法。使用时将艾条的一端点燃，手持艾条，悬于施灸部位约3厘米之上进行艾灸。

温灸盒

为了便于长时间随身艾灸，市场上出现了各种形式的温灸盒，比传统手持艾条的方法方便很多，解放了双手，做到随时艾灸不求人。

使用时先取下温灸盒上盖，放置好艾柱，将其一端点燃，使其充分燃烧，合上盖子，装入绒布套，绑定在患处即可。

痛风急性发作时有红肿热痛的关节部位或皮肤溃疡处禁止艾灸。

艾灸后，不要马上用冷水洗手或洗澡。要避免着凉，秋冬季待穿戴整齐、头上和身上的汗擦干后再出门。

艾灸后，要喝较平常多的温开水（不要喝冷水或冰水）。

过饥、过饱、酒醉、极度疲劳时禁止艾灸。

糖尿病、结核病、心动过速、出血性脑血管疾病、吐血、咯血、肿瘤晚期患者及孕妇禁止艾灸。

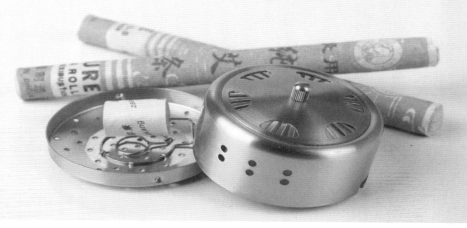

强化体质，试试艾灸任督二脉

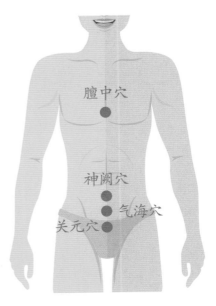

膻中穴

神阙穴

气海穴

关元穴

任脉

位于人体前部正中线，从会阴穴，沿腹部、胸部的正中线直上，止于口唇下方的承浆穴。常用于防治泌尿生殖系统、消化系统、循环系统、呼吸系统脏腑疾病。

膻中穴

任脉要穴。在体前正中线，两乳头连线之中点。可理气化痰，宽胸顺气，常用于胸闷、咳喘、吐逆、心悸、情绪不佳等。

神阙穴

任脉要穴。位于人体的腹中部，脐中央，即肚脐眼。可温肾壮阳，常用于四肢冰冷、形疲体乏、腹胀腹痛、水肿泄泻等虚寒证。

气海穴

任脉要穴。位于体前正中线，脐下1.5寸处。有补肾益精、调理气血的作用，常用于五脏虚损、形体瘦弱、倦怠乏力、腹胀水肿等气虚证。

关元穴

任脉要穴。位于脐下3寸处。可固本培元，常用于虚劳体弱、手脚冰凉、肥胖水肿、神经衰弱及泌尿系统疾病。

以上四个任脉要穴都非常适合艾灸。可以用艾卷悬在穴位上方3厘米处，温和灸10~15分钟（也可用温灸盒），能起到温煦经络、缓解各种冷痛、肿胀等作用。

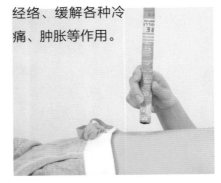

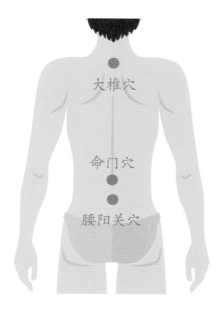

命门穴

督脉要穴。在腰部，后正中线上，第2腰椎与第3腰椎棘突之间。可益肾壮阳，常用于形寒肢冷、神疲乏力、肾病身肿、腰腿疼痛、关节肿痛及泌尿生殖系统疾病。

腰阳关穴

督脉要穴。在脊柱区，后正中线上，第4腰椎棘突下凹陷中。可除湿降浊，祛寒止痛，舒筋活络，常用于腰骶疼痛、下肢痿痹疼痛、坐骨神经痛、类风湿等病症。

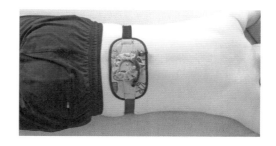

以上四个督脉要穴也非常适合艾灸。背部艾灸宜用温灸盒，可每天选一两个穴位灸10~15分钟。

经常艾灸任督二脉，能改善痛风者的寒湿或湿热体质，预防痛风复发。

督脉

人体背部正中线，从尾骨下端的长强穴，沿脊柱往上，经头顶至面部，止于上唇内龈交穴。常用于防治急症、热症、泌尿生殖系统、神经系统、消化系统、运动系统疾病。

大椎穴

督脉要穴。位于第7颈椎棘突下凹陷处（约与肩齐平），低头时后颈正中最突出的棘突下方即是。大椎穴为"诸阳之会""阳中之阳"，能提振阳气，驱寒除湿，缓解因湿气重、遇寒冷而发作的痛风关节炎及风湿类疾病。

加速排毒，
艾灸背部膀胱经

膀胱经畅通，能促进人体排毒，对于痛风患者来说，有助于体内尿酸的排泄。以下几个重点穴位尤其适合艾灸。

肝俞穴

膀胱经要穴。位于背部第9胸椎棘突下，旁开1.5寸。此穴可散发肝热，疏肝利胆，理气明目，尤其适合肝胆湿热的痛风患者。

脾俞穴

膀胱经要穴。位于背部第11胸椎棘突下，旁开1.5寸。此穴可增强脾胃运化功能，促进人体水液代谢，化解脾湿引起的代谢障碍，常用于合并有肥胖、糖尿病的痛风患者。

肾俞穴

膀胱经要穴。位于背部第2腰椎棘突下，旁开1.5寸。保养此穴，可改善肾脏功能，固肾气，滋肾阴，强腰腿，常用于精力减退、腰膝酸软、腰痛等症状，并能防治痛风引发的慢性肾病。

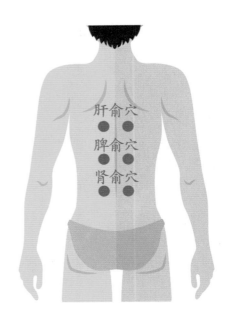

肝俞穴
脾俞穴
肾俞穴

以上3处要穴，可用温灸盒分别进行艾灸，各灸10~30分钟。

用艾条艾灸时，可沿膀胱经走向缓慢移动艾条，使背部脊柱两侧的沿线穴位均得到补益养护，使经络更畅通，疗效会更好。

艾灸背部膀胱经穴位的方法适合风寒湿痹、湿热痹阻、痰瘀痹阻、气血亏虚等各类型的痛风患者。

调理脾胃代谢，
止痛也有效

足三里穴

胃经要穴。位于外膝眼下四横指，胫骨边缘。可燥化脾湿，改善内分泌功能，提高免疫力，强身健体。常用于脾胃不和、虚劳、肥胖或消瘦、肠胃疾病、心血管疾病以及水肿、膝痛、下肢痿痹等。尤其适合痛风合并肥胖、水肿、高血压、糖尿病患者。

防治膝痛也有效

在温差大、湿度高的天气，容易诱发痛风及关节炎疼痛。尤其是有膝关节宿疾者，如能提前进行足三里穴的艾灸，可预防关节炎发作。膝盖处疼痛发作时，不宜直接灸膝盖处，而艾灸足三里穴，能起到一定的止痛作用。

点燃艾条，对准足三里穴，在距皮肤3厘米的位置缓慢来回移动，艾灸10~15分钟，以不灼伤皮肤为度。

也可用温灸盒，绑在足三里穴区，艾灸10~30分钟，每周1~2次即可。

平时还可以经常按压足三里穴，用力要稍重，至产生酸胀感为止。

通过每周 1~2 次的艾灸和日常按压的配合，坚持 2~3 个月，会使脾胃功能得到改善，代谢能力全面提高。

足三里穴

附录

附录1

常见食物嘌呤含量速查表

单位：毫克/100克（每100克食物中所含嘌呤的毫克数）。

列表按食物种类划分。嘌呤含量排序由左至右，由低至高。

主食类

食物	嘌呤含量	食物	嘌呤含量	食物	嘌呤含量
红薯	2.4	树薯粉	6.0	小米	7.3
玉米	9.4	高粱	9.7	芋头	10.1
米粉	11.1	小麦	12.1	淀粉	14.8
通心粉	16.5	面粉	17.1	糯米	17.7
大米	18.1	面条	19.8	糙米	22.4
麦片	24.4	薏米	25.0	燕麦	25.0
豆浆	27.7	红豆	53.2	豆腐	55.5
熏豆干	63.6	豆腐干	66.5	绿豆	75.1
黄豆	116.5	黑豆	137.4		

蛋奶类

食物	嘌呤含量	食物	嘌呤含量	食物	嘌呤含量
牛奶	1.4	皮蛋白	2.0	鸡蛋黄	2.6
鸭蛋黄	3.2	鸭蛋白	3.4	鸡蛋白	3.7
皮蛋黄	6.6	脱脂奶	15.7		

动物肉类

食物	嘌呤含量	食物	嘌呤含量	食物	嘌呤含量
猪血	11.8	猪皮	29.8	火腿	55.0
猪心	65.3	猪脑	66.3	牛肚	79.0
鸽子	80.0	牛肉	83.7	兔肉	107.6
羊肉	111.5	鸭肠	121.0	瘦猪肉	122.5
鸡心	125.0	猪肚	132.4	猪腰	132.6
猪肉	132.6	鸡胸肉	137.4	鸭肫	137.4
鹿肉	138.0	鸡肫	138.4	鸭肉	165.0
猪肝	169.5	牛肝	169.5	马肉	200.0
猪大肠	262.2	猪小肠	262.2	猪脾	270.6
鸡肝	293.5	鸭肝	301.5	小牛颈肉	1260.0

水产类

食物	嘌呤含量	食物	嘌呤含量	食物	嘌呤含量
海参	4.2	海蜇皮	9.3	鳜鱼	24.0
金枪鱼	60.0	鱼丸	63.2	鲑鱼	70.0
鲈鱼	70.0	螃蟹	81.6	墨鱼	89.8
鳝鱼	92.8	鳕鱼	109.0	鱼翅	110.6
鲍鱼	112.4	鳗鱼	113.1	蚬子	114.0
大比目鱼	125.0	刀鱼	134.9	鲫鱼	137.1
鲤鱼	137.1	海虾	137.7	草鱼	140.3
鱼子酱	144.0	草虾	162.0	鱿鱼	226.2
鲳鱼	238.0	牡蛎	239.0	生蚝	239.0
三文鱼	250.0	蛤蜊	316.0	沙丁鱼	345.0
秋刀鱼	355.4	干贝	390.0	带鱼	391.6

蔬菜类

食物	嘌呤含量	食物	嘌呤含量	食物	嘌呤含量
荸荠	2.6	冬瓜	2.8	南瓜	2.8
洋葱	3.5	土豆	3.6	番茄	4.2
姜	5.3	葫芦	7.2	萝卜	7.5
酸菜类	8.6	腌菜类	8.6	苋菜	8.7
青椒	8.7	蒜头	8.7	黑木耳	8.8
胡萝卜	8.9	圆白菜	9.7	榨菜	10.2
苦瓜	11.3	丝瓜	11.4	荠菜	12.4
芥菜	12.4	包心菜	12.4	芹菜	12.4
白菜	12.6	青葱	13.0	菠菜	13.3
辣椒	14.2	茄子	14.3	小黄瓜	14.6
生菜	15.2	青蒿	16.3	韭黄	16.8
空心菜	17.5	芥蓝菜	18.5	韭菜花	19.5
芫荽	20.2	雪里蕻	24.4	韭菜	25
鲍鱼菇	26.7	蘑菇	28.4	生竹笋	29.0
四季豆	29.7	油菜	30.2	茼蒿菜	33.4
大蒜	38.2	大葱	38.2	海藻	44.2
笋干	53.6	花豆	57.0	菜豆	58.2
金针菇	60.9	海带	96.6	银耳	98.9
绿豆芽	166.0	香菇	214.0	紫菜	274.0
黄豆芽	500.0	芦笋	500.0	豆苗菜	500.0

水果干果类

食物	嘌呤含量	食物	嘌呤含量	食物	嘌呤含量
杏子	0.1	石榴	0.8	菠萝	0.9
葡萄	0.9	苹果	0.9	梨	1.1
西瓜	1.1	香蕉	1.2	桃子	1.3
枇杷	1.3	阳桃	1.4	莲蓬	1.5
木瓜	1.6	杧果	2.0	橙子	3.0
橘子	3.0	柠檬	3.4	哈密瓜	4.0
李子	4.2	番石榴	4.8	葡萄干	5.4
红枣	6.0	小番茄	7.6	黑枣	8.3
核桃	8.4	龙眼干	8.6	大樱桃	17.0
草莓	21.0	瓜子	24.2	杏仁	31.7
枸杞	31.7	栗子	34.6	莲子	40.9
腰果	80.5	花生	96.3	干葵花籽	143.0

其他类

食物	嘌呤含量	食物	嘌呤含量	食物	嘌呤含量
蜂蜜	1.2	米醋	1.5	糯米醋	1.5
果酱	1.9	番茄酱	3.0	粉丝	3.8
冬瓜汤	7.1	味精	12.3	酱油	25.0
黑芝麻	57.0	白芝麻	89.5	鸡肉汤	＜500.0
鸡精	＜500.0	肉汁	500.0	麦芽	500.0
发芽豆类	500.0	酵母粉	559.1		

常见食物的酸碱度速查表

食物类型	食物品种
强酸性食物	牛肉、猪肉、鸡肉、金枪鱼、牡蛎、比目鱼、奶酪、米、麦、面包、酒类、花生、核桃、薄肠、糖、饼干、白糖、啤酒等
弱酸性食物	火腿、鸡蛋、龙虾、章鱼、鱿鱼、荞麦、奶油、豌豆、鳗鱼、河鱼、巧克力、葱、空心粉、炸豆腐等
弱碱性食物	豆腐、豌豆、大豆、绿豆、竹笋、马铃薯、香菇、蘑菇、油菜、南瓜、豆腐、芹菜、番薯、莲藕、洋葱、茄子、南瓜、萝卜、牛奶、苹果、梨、香蕉、樱桃等
强碱性食物	茶、白菜、柿子、黄瓜、胡萝卜、菠菜、卷心菜、生菜、芋头、海带、柑橘类、无花果、西瓜、葡萄、葡萄干、草莓、板栗、咖啡、葡萄酒等

食物的酸碱性主要是由食物经过消化、吸收、代谢后，最后在人体内变成酸性或碱性的物质来界定。最终产生酸性物质的称为酸性食物，如动物内脏、肌肉、植物种子（五谷类）等。最终产生碱性物质的称为碱性食物，如蔬菜瓜豆类、茶类等。

食物的酸碱性与其本身的pH值无关，味道是酸味的食物不一定是酸性食物。如水果多为酸味，但其实是碱性食物。

常见食物所含热量速查表

以食物的100克可食部计

谷类和豆类

食物	能量(千卡)	食物	能量(千卡)	食物	能量(千卡)
小麦面粉（标准粉）	354	薏米	357	北豆腐	98
小麦粉（富强粉）	350	红豆	309	南豆腐	57
稻米	346	芸豆（红）	314	内酯豆腐	49
粳米（小站稻米）	342	绿豆	316	豆浆	14
糯米（江米）	348	黄豆	359	腐竹（干）	459
玉米（鲜）	106	黑豆	381	豆腐干（均值）	140
玉米面（黄）	339	青豆	373	素鸡	192
小米	355	豆腐（均值）	81	烤麸	121

鱼、肉、蛋、奶类

食 物	能量（千卡）	食 物	能量（千卡）	食 物	能量（千卡）
牛肉	125	猪肝	143	鲤鱼	109
猪肉	331	海参	71	鲈鱼	100
羊肉	118	虾	93	鲫鱼	91
兔肉	84	蟹	95	带鱼	127
鸡肉	166	蛤蜊	45	鳕鱼	88
鸭肉	149	鳝鱼	89	牛奶（均值）	54
鸡蛋	140	鱿鱼	77	酸奶（均值）	72
鸭蛋	180	甲鱼	197	奶酪（干酪）	328
鹌鹑蛋	97	草鱼	112	奶油	879

菌藻类

食 物	能量（千卡）	食 物	能量（千卡）	食 物	能量（千卡）
草菇	23	香菇	19	紫菜（干）	207
金针菇	26	银耳（干）	200		
黑木耳（干）	205	海带（干）	77		

蔬菜类

食物	能量(千卡)	食物	能量(千卡)	食物	能量(千卡)
大白菜	13	番茄	11	花椰菜	24
小白菜	15	黄瓜	15	韭菜	18
油菜	10	南瓜	22	青辣椒	17
菠菜	24	冬瓜	8	藕	42
圆白菜	22	白萝卜	13	黄豆芽	32
芹菜	11	豆角	30		
茄子	21	土豆	57		

水果类

食物	能量(千卡)	食物	能量(千卡)	食物	能量(千卡)
苹果	52	鲜枣	122	柚子	41
梨	44	葡萄	43	香蕉	91
桃	48	柑橘	51		

附录4

常见身体活动强度和能量消耗速查表

身体活动强度（MET）：1MET相当于每千克体重每小时消耗1千卡能量[1kcal/(kg·h)]。MET<3为低强度；3~6为中强度；7~9为高强度；10~11为极高强度。

能量消耗量：标准体重者每活动10分钟所消耗的热量[kcal/(标准体重·10min)]。其中，标准体重以男性66千克、女性56千克计算。

活动项目		身体活动强度（MET）		能量消耗量	
				男	女
家务活动	整理床，站立	低强度	2.0	22.0	18.7
	洗碗，熨烫衣物	低强度	2.3	25.3	21.5
	收拾餐桌，做饭或准备食物	低强度	2.5	27.5	23.3
	擦窗户	低强度	2.8	30.8	26.1
	手洗衣服	中强度	3.3	36.3	30.8
	扫地，扫院子，拖地板，吸尘	中强度	3.5	38.5	32.7
步行	慢速 (3km/h)	低强度	2.5	27.5	23.3
	中速 (5km/h)	中强度	3.5	38.5	32.7
	快速 (5.5~6km/h)	中强度	4.0	44.0	37.3
	很快 (7km/h)	中强度	4.5	49.5	42.0
	下楼	中强度	3.0	33.0	28.0
	上楼	高强度	8.0	88.0	74.7
	上下楼	中强度	4.5	49.5	42.0

活动项目		身体活动强度（MET）		能量消耗量	
				男	女
跑步	走跑结合（慢跑成分不超过10min）	中强度	6.0	66.0	56.0
	慢跑，一般	高强度	7.0	77.0	65.3
	8km/h，原地	高强度	8.0	88.0	74.7
	9km/h	极高强度	10.0	110.0	93.3
	跑，上楼	极高强度	15.0	165.0	140.0
自行车	12~16km/h	中强度	4.0	44.0	37.3
	16~19km/h	中强度	6.0	66.0	56.0
球类	保龄球	中强度	3.0	33.0	28.0
	高尔夫球	中强度	5.0	55.0	47.0
	篮球，一般	中强度	6.0	66.0	56.0
	篮球，比赛	高强度	7.0	77.0	65.3
	排球，一般	中强度	3.0	33.0	28.0
	排球，比赛	中强度	4.0	44.0	37.3
	乒乓球	中强度	4.0	44.0	37.3
	台球	低强度	2.5	27.5	23.3
	网球，一般	中强度	5.0	55.0	46.7
	网球，双打	中强度	6.0	66.0	56.0
	网球，单打	高强度	8.0	88.0	74.7
	羽毛球，一般	中强度	4.5	19.5	42.0
	羽毛球，比赛	高强度	7.0	77.0	65.3

活动项目		身体活动强度（MET）		能量消耗量	
				男	女
球类	足球，一般	高强度	7.0	77.0	65.3
	足球，比赛	极高强度	10.0	110.0	93.3
跳绳	慢速	高强度	8.0	88.0	74.7
	中速，一般	极高强度	10.0	110.0	93.3
	快速	极高强度	12.0	132.0	112.0
舞蹈	慢速	中强度	3.0	33.0	28.0
	中速	中强度	4.5	49.5	42.0
	快速	中强度	5.5	60.5	51.3
游泳	踩水，中等用力，一般	中强度	4.0	44.0	37.3
	爬泳（慢），自由泳，仰泳	高强度	8.0	88.0	74.7
	蛙泳，一般	极高强度	10.0	110.0	93.3
	爬泳（快），蝶泳	极高强度	11.0	121.0	102.7
其他活动	瑜伽	中强度	4.0	44.0	37.3
	单杠	中强度	5.0	55.0	46.7
	俯卧撑	中强度	4.5	49.5	42.0
	太极拳	中强度	3.5	38.5	32.7
	健身操（轻或中等强度）	中强度	5.0	55.0	46.7
	轮滑旱冰	高强度	7.0	77.0	65.3

图书在版编目（CIP）数据

这本书能让你摆脱痛风：长效降尿酸，除痛防复发 / 余
瀛鳌，采薇主编 . —北京：中国轻工业出版社，2020.11

ISBN 978-7-5184-2323-1

Ⅰ . ①这… Ⅱ . ①余… ②采… Ⅲ . ①痛风－防治

Ⅳ . ① R589.7

中国版本图书馆 CIP 数据核字（2018）第 278876 号

责任编辑：舒秀明　　　责任终审：张乃东
封面设计：奥视创意　版式设计：采　薇　责任监印：张京华

出版发行：中国轻工业出版社（北京东长安街 6 号，邮编：100740）
印　　刷：北京博海升彩色印刷有限公司
经　　销：各地新华书店
版　　次：2020 年 11 月第 1 版第 3 次印刷
开　　本：720×1000 1/16 印张：12
字　　数：100 千字
书　　号：ISBN 978-7-5184-2323-1 定价：39.80 元
邮购电话：010-65241695
发行电话：010-85119835 传真：85113293
网　　址：http://www.chlip.com.cn
Email：club @ chlip.com.cn
如发现图书残缺请与我社邮购联系调换
201344S2C103ZBW